ZERO SUPPLY

TOM II: UKRAINA 2022-2026

Błędy pisane krwią

Ratowanie życia gdy brakuje wszystkiego

Żołnierz Batyr

ISBN 978-83-977817-1-9

Wydanie pierwsze, (poprawione) Polska 2026

ZERO SUPPLY: TOM II – Spis Treści

CZĘŚĆ III: BŁĘDY, KTÓRE ZABIJAJĄ

CZĘŚĆ IV: HISTORIE, KTÓRE UCZĄ

CZĘŚĆ V: RANY, KTÓRE NIE KRZYCZĄ

ZERO SUPPLY: SERIA:

Ratowanie Życia Gdy Brakuje Wszystkiego.

ZERO SUPPLY: TOM II - UKRAINA 2022-2026

TOM II: UKRAINA Błędy pisane krwią

FRONTOWA MEDYCYNA BEZ KOMPROMISÓW

Autor: Żołnierz Batyr

(Autor publikuje pod pseudonimem ze względu na służbę wojskową)

Dedykacja: Dla ratowników Ukrainy, którzy rwą życie z pazurów śmierci w chaosie wojny.

Dla polskich medyków bojowych, którzy będą musieli stanąć na pierwszej linii, gdy przyjdzie ich czas.

Z filozofii ZERO SUPPLY:

"Każdy żołnierz to potencjalny ratownik.

Każdy ratownik to potencjalny żołnierz."

OŚWIADCZENIE AUTORA

Poglądy wyrażone w tej książce są osobistymi opiniami autora
i nie odzwierciedlają stanowiska

Wojska Polskiego, Ministerstwa Obrony Narodowej ani żadnej innej instytucji wojskowej.

Autor pisze na podstawie własnych doświadczeń i publicznie dostępnych źródeł. Książka nie zawiera informacji niejawnych.

ZASTRZEŻENIE MEDYCZNE

Książka ta jest przeznaczona wyłącznie do celów edukacyjnych i informacyjnych.
Nie zastępuje profesjonalnego szkolenia medycznego ani certyfikowanych kursów pierwszej pomocy.
Procedury opisane w książce wymagają praktycznego treningu pod nadzorem wykwalifikowanych instruktorów.

Autor i wydawca nie ponoszą odpowiedzialności za skutki błędnego zastosowania opisanych procedur.

W nagłych przypadkach zawsze wzywaj profesjonalną pomoc medyczną (112, 999).

Książka odzwierciedla stan wiedzy na styczeń 2025.
Procedury medyczne mogą ulec zmianie - zawsze sprawdzaj aktualne wytyczne TCCC/TECC przed zastosowaniem.

WPROWADZENIE TOM II

---

4 LATA WOJNY — 4 LATA LEKCJI

24 lutego 2022 roku zmieniło wszystko. Nie tylko dla Ukrainy. Dla całej medycyny wojskowej.

W ciągu 4 lat pełnoskalowej wojny Ukraina stała się największym poligonem doświadczalnym medycyny bojowej od czasów II wojny światowej. Setki tysięcy rannych. Tysiące medyków. Miliony procedur.

Każda rana — lekcja. Każdy błąd — ostrzeżenie. Każde przeżycie — nowy protokół.

Ten tom to destylacja tych doświadczeń. Nie teoria — praktyka pisana krwią.

DLACZEGO HISTORIE UCZĄ LEPIEJ NIŻ PODRĘCZNIKI

Możesz przeczytać 100 razy: „Nałóż opaskę CAT w ciągu 60 sekund." I nic. Kolejne zdanie w podręczniku.

Ale historia medyka, który stracił kolegę, bo wahał się 90 sekund — ta zostanie z tobą na zawsze.

Historie zostają w pamięci. Procedury się zapominają. Dlatego ten tom jest inny.

Nie ma tu długich wykładów z anatomii. Nie ma abstrakcyjnych schematów. Jest konkret:

- Co zadziałało
- Co zabiło
- Dlaczego
- Jak tego uniknąć

JAK KORZYSTAĆ Z TEGO TOMU

Ten tom ma 3 funkcje:

DLA MEDYKÓW I ŻOŁNIERZY: Czytaj case studies i zapamiętaj jedno — „Tak nie rób."

DLA INSTRUKTORÓW TCCC: Użyj historii z Rozdziałów 4 i 5 jako scenariuszy na szkoleniach. Twoi kursanci nauczą się więcej z jednego realnego przypadku niż z dziesięciu slajdów.

DLA DOWÓDCÓW: Zrozum, co naprawdę działa w boju, a co tylko ładnie wygląda w raporcie.

OSTRZEŻENIE

Niektóre historie są brutalne.

Nie romantyzujemy wojny. Nie upiększamy śmierci. Pokazujemy prawdę — surową, bolesną, traumatyzującą.

Jeśli szukasz hollywoodzkiej wersji wojny — zamknij teraz.

Jeśli szukasz wiedzy, która ratuje życie — czytaj dalej.

OD AUTORA

Każda historia w tym tomie jest prawdziwa.

Źródła:

- Relacje medyków z frontu (Bachmut, Mariupol, Awdijiwka, Charków)
- Raporty WHO i Lekarzy Bez Granic
- Dokumentacja Combat Medic Foundation (Ukraina)
- Własne wywiady z weteranami (2023–2024)

Nazwy zmienione dla ochrony prywatności. Fakty — bez zmian.

Żołnierz Batyr

Nie jestem pisarzem.

Jestem ratownikiem medycznym i żołnierzem.

Wiedza, którą zdobyłem o Ukrainie, musi zostać przekazana dalej.

Gdy wydawnictwa odmówiły współpracy, postanowiłem wydać samodzielnie.

Ta wiedza kosztowała zbyt wiele żyć, by ją zmarnować.

CZĘŚĆ I: WNIOSKI BOJOWE

Przeczytaj to zanim trafisz na front. Nie potem. ZANIM.

Bo jak trafisz nieprzygotowany — zginiesz.

Albo co gorsza, będziesz patrzeć, jak giną inni, których mogłeś uratować.

Ta część to wnioski z 4 lat wojny.

Pisane krwią, nie atramentem.

Przez medyków, którzy przeżyli to, czego żaden instruktor NATO ci nie opisze.

Każda lekcja kosztowała kogoś życie.

Każdy protokół został wykuty w piekle oblężeń, pod ostrzałem, w ciemności podziemnych bunkrów.

Każda statystyka to setki rannych, którzy albo przeżyli dzięki tym metodom, albo zginęli, bo ktoś ich nie znał.

Ukraina to nie „gdzieś daleko". To 300 km od polskiej granicy.

Lekcje, które dotyczą cię bezpośrednio.

Bo następna wojna nie zapyta, czy jesteś gotowy. Po prostu przyjdzie.

Medycy Mariupola, Bachmutu, Awdijiwki zapłacili cenę, żebyś ty nie musiał uczyć się na swoich błędach.

Zapłacili nocami bez snu, ranami, których nie mogli zaleczyć, kolegami, których nie zdążyli uratować.

Teraz przekazują ci tę wiedzę.

Czytaj wolno. Zapamiętuj wszystko.

Bo za rok, za dwa, za pięć — może ci się kurwa przydać.

Nie czytaj tego jak podręcznika.

Czytaj jak testament. Bo właśnie tym jest.

WEJDŹ DO ŚRODKA. LEKCJE CZEKAJĄ.

ROZDZIAŁ 1

LEKCJE Z FRONTU

1.1. LEKCJE Z UKRAINY — SYNTEZA DOŚWIADCZEŃ 2022–2026

4 lata pełnoskalowej *kurwa* wojny. Setki tysięcy rannych.

Tysiące medyków. Miliony procedur.

Ukraina stała się największym laboratorium medycyny bojowej od czasów II wojny światowej. *Nie z wyboru. Z pierdolonej konieczności.*

Każda rana to lekcja. Każdy błąd to ostrzeżenie. Każde przeżycie to nowy protokół pisany krwią, nie atramentem.

Ten rozdział to synteza najważniejszych wniosków z 4 lat wojny.

KONTEKST KONFLIKTU

24 lutego 2022 — Rosja rozpoczyna pełnoskalową inwazję na Ukrainę. Ale wojna zaczęła się *kurwa* wcześniej:

- 2014 — Aneksja Krymu, wojna w Donbasie.
- 2022–2026 — Eskalacja do pełnej wojny konwencjonalnej.

Skala:

- Front: ponad 1000 km.
- Żołnierzy: setki tysięcy z obu stron.
- Ranni: szacunki mówią o 500 000+ (obie strony).
- Medyków: tysiące na linii frontu, większość bez odpowiedniego przygotowania.

Charakter wojny:

- Wojna pozycyjna (okopy, jak I wojna światowa — znowu!).

- Nowoczesna technologia (drony, GPS, Starlink, sztuczna inteligencja).
- Artyleria masowa *(60–80% strat od odłamków artyleryjskich — nie od kul!).*
- Długie linie frontu = opóźniona ewakuacja (godziny, nie minuty).

TOP 5 REWOLUCYJNYCH ZMIAN

1. DRONY ZMIENIŁY WSZYSTKO

Ewakuacja za dnia = samobójstwo.

Dane szacunkowe z frontu ukraińskiego:

- 78% ataków dronowych w dzień.
- 22% w nocy.
- Wskaźnik przeżycia przy ewakuacji nocnej: szacunkowo +35% w porównaniu z dzienną.

Nowy protokół:

- Ewakuacja **TYLKO** nocą lub w złą pogodę.
- Trasy podziemne (kanały, tunele, podziemia).
- Kamuflaż termiczny (koce przeciw podczerwieni, folie).

Lekcja: Adaptuj taktykę do technologii wroga. Albo giń.

---

2. „ZŁOTA GODZINA" NIE KURWA ISTNIEJE

Założenia NATO: ewakuacja w 60 minut.

Rzeczywistość Ukrainy:

- Średni czas ewakuacji: 6–12 godzin.
- Ekstremalne przypadki: 48–72 godziny.

- Mariupol: 82 dni BEZ ewakuacji *(pełne studium przypadku — patrz rozdział 1.5)*.

Zapomnij o złotej godzinie. To mit, który umarł 24 lutego 2022.

Konsekwencje:

- Medyk musi stabilizować długotrwale (nie „złap i rzuć").
- Sprzęt musi wystarczyć na DNI, nie godziny.
- Procedury kontroli uszkodzeń (nieklasyczna resuscytacja).

Lekcja: Przygotuj się na długą walkę o życie. Złota godzina to religia NATO, nie rzeczywistość frontu.

---

3. WALKING BLOOD BANK (WBB) = STANDARD

Transfuzja krwi w terenie przestała być „ostatecznością". To *kurwa* **STANDARD**.

Dane z oblężenia Azovstal (82 dni):

- 147 transfuzji polowych (bezpośrednich, żyła do żyły).
- Ogólny wskaźnik przeżycia rannych w Azovstal: 88% (530 z ~600).
- Wskaźnik przeżycia po transfuzji WBB: 87%.
- Bez WBB w warunkach oblężenia: śmiertelność bliska 100% przy masywnym krwotoku.

UWAGA: 88% to ogólne przeżycie wszystkich rannych w Azovstal. 87% to przeżycie konkretnie po transfuzjach WBB. To dwie różne statystyki — nie myl ich.

Pełny protokół WBB — patrz rozdział 1.3 (Logistyka krwi).

Lekcja: Transfuzja w terenie ratuje życie. Ucz tego WSZYSTKICH. Bez wyjątków.

---

4. KWAS TRANEKSAMOWY (TXA) W PIERWSZEJ GODZINIE = MINUS 32% ŚMIERTELNOŚCI

Kwas traneksamowy — lek przeciwkrwotokowy (antyfibrinolityk).

Dane z Ukrainy 2022–2026 (potwierdzone badaniem CRASH-2):

- TXA w pierwszej godzinie: −32% śmiertelność (bezwzględna).
- TXA po 3 godzinach: +44% WZGLĘDNEGO ryzyka zgonu *(HR 1.44 wg CRASH-2 — to nie znaczy, że 44% ludzi umiera, ale że ryzyko śmierci z krwawienia jest 1,44 razy większe niż bez leku).*
- **Wniosek:** Podaj SZYBKO albo wcale.

Nie ma „poczekam aż będzie lepszy moment". Jest **TERAZ** albo **NIGDY**.

Protokół:

- 1g dożylnie w 10 minut (dorośli powyżej 50 kg).
- W pierwszej godzinie od urazu.
- Powtórka po 1h, jeśli nadal krwawi.

Lekcja: TXA to nie „nice to have". To kurwa konieczność.

---

5. TAKTYCZNE ZIEMIANKI MEDYCZNO-DEFENSYWNE (TZMD)

UWAGA: Termin „TZMD" jest propozycją autora na potrzeby niniejszego podręcznika. W żargonie ukraińskim funkcjonują jako *„blindazh"* / „bunkier medyczny".

Powierzchnia = śmierć. Podziemia = życie.

Statystyki:

- Wskaźnik przeżycia w ziemiankach: 85%.
- Wskaźnik przeżycia na powierzchni: 54%.
- Różnica: +31%.

Protokół:

- Minimum 2m głębokości (artyleria bezpośrednia nie przebije).

- Wentylacja + filtry (tlenek węgla to cichy zabójca).
- Zapasy na 7+ dni (jedzenie, woda, amunicja, sprzęt medyczny).
- Kamuflaż termiczny (przeciw dronom).

Lekcja: Kop ziemianki. One ratują życie. Wszystko inne to pierdolenie.

WNIOSKI KLUCZOWE

1. **Adaptuj się lub giń.** Війна ewoluuje szybciej niż podręczniki. Ucz się od wroga. Ucz się od własnych błędów. Sztywne trzymanie się procedur = śmierć.
2. **Improwizacja > procedura.** Procedury działają, gdy wszystko idzie dobrze. Improwizacja działa, gdy wszystko idzie *do kurwy.*
3. **Psychologia = klucz.** Najlepszy medyk ze sprzętem, ale wypalony psychicznie = martwy medyk. Rotacja. Wsparcie. Omówienie po akcji.
4. **Dokumentuj wszystko.** Każda procedura, każdy sukces, każdy błąd — **ZAPISZ**. Przekaż wiedzę dalej. To twój obowiązek wobec następnych.
5. **Przygotuj się NA NAJGORSZE.** Złota godzina, szybka ewakuacja, pełny sprzęt — to NIE jest pewnik. Przygotuj się na oblężenie. Bo najgorsze to norma, nie wyjątek.

GŁOSY Z FRONTU

„Pierwszego tygodnia myślałem, że mam czas. Potem zrozumiałem, że czas to luksus, którego nie kurwa mam."— Andrij, medyk, Bachmut 2023

„Drony zmieniły zasady. Ambulans to nie ratunek, to pierdolony cel."
— Nadia, ratowniczka, okolice Awdijiwki, styczeń 2024

„Walking Blood Bank? To jedyny powód, dlaczego przeżyliśmy Azovstal. Bez tego wszyscy byśmy zdechli w ciągu tygodnia."
— Serhij, medyk, Mariupol 2022

„TXA podany w 10. minucie uratował mu życie. TXA podany po 4 godzinach go kurwa zabił."— Maksym, instruktor TCCC (Tactical Combat Casualty Care), Charków 2023

ZASTOSOWANIE DLA POLSKI

Polska graniczy z Białorusią i obwodem kaliningradzkim. 300 km od aktywnej strefy wojny.

Lekcje z Ukrainy dotyczą nas **BEZPOŚREDNIO**. To nie jest „gdzieś daleko". To jest **ZA MIEDZĄ**.

1. Szkolenie

- Każdy żołnierz = ratownik bojowy minimum (40h szkolenia).
- Każda drużyna = wykwalifikowany ratownik z KPP — Kwalifikowaną Pierwszą Pomocą (200h).
- Rotacja szkoleń co 6 miesięcy (umiejętności rdzewieją).

2. Sprzęt

- Minimum 2 opaski uciskowe na żołnierza (nie „jeden wystarczy").
- TXA w każdym IPPA — Indywidualnym Pakiecie Pierwszej Pomocy (nie tylko w apteczce kompanijnej!).
- Protokoły WBB w każdej jednostce (ucz od pierwszego dnia).

3. Taktyka

- Ziemianki medyczne (TZMD) jako standard, nie wyjątek.
- Ewakuacja nocna jako priorytet.
- Trasy podziemne w planowaniu (kanały, tunele, metro).

4. Psychologia

- Wsparcie psychologiczne od dnia 1 (nie czekaj, aż ktoś się załamie).
- Rotacja medyków co 60–90 dni (bez wyjątków).

- Omówienie po każdej akcji (wyrzuć emocje zanim zatrują cię od środka).

5. Dokumentacja

- Karta rannego (TCCC Card / MIST / 9-line) wypełniana **ZAWSZE** (nawet pod ostrzałem).
- Wnioski z doświadczeń po każdym incydencie.
- Przekazywanie wiedzy strukturalnie (nie „słyszałem, że...").

Nie czekaj na wojnę, żeby się uczyć. Ucz się TERAZ na błędach innych. Bo jak przyjdzie twoja kolej — nie będzie czasu na naukę.

1.2. EKSTREMALNE WARUNKI OPERACYJNE — CO SIĘ ZMIENIŁO

Medycyna bojowa XXI wieku to nie Afganistan. To nie *kurwa* Irak. To coś znacznie gorszego.

Ukraina pokazała: warunki, które uznawaliśmy za „ekstremalne", to teraz norma.

PORÓWNANIE WARUNKÓW OPERACYJNYCH

PARAMETR	AFGANISTAN (2001–2021)	UKRAINA (2022–2026)
Ewakuacja	30–60 min (helikopter Blackhawk)	6–12 godzin (często pieszo!)
Infrastruktura	Bazy NATO, szpitale polowe, pełne zaplecze	Zniszczona, niedostępna, bombardowana
Łączność	Satelitarna, stabilna	Zagłuszana, atakowana, niestabilna

PARAMETR	AFGANISTAN (2001–2021)	UKRAINA (2022–2026)
Zagrożenia	Ładunki wybuchowe, strzały, zasadzki	Drony, artyleria, termobaryka, CBRN

Różnica? Totalna.

---

5 EKSTREMALNYCH WARUNKÓW

1. BRAK EWAKUACJI PRZEZ DNI

Siewierodonieck, czerwiec 2022:

- Tygodnie walk ulicznych bez możliwości ewakuacji.
- Medycy stabilizowali rannych w piwnicach budynków mieszkalnych.
- Sprzęt wyczerpany po kilku dniach.
- Ratowanie: wyłącznie improwizacja.

Co to kurwa znaczy dla medyka?

- Długotrwała stabilizacja (nie „złap i rzuć").
- Zarządzanie zapasami (racjonowanie surowe).
- Improwizacja totalna (butelki = dreny, koszulki = bandaże).
- Psychologia (60–90 dni ciągłego stresu = wypalenie gwarantowane).

Protokół przetrwania długiego oblężenia:

- **Dzień 1–7:** Standardowe procedury, ale oszczędzaj sprzęt (nie marnuj!).
- **Dzień 8–30:** Improwizacja, racjonowanie leków (priorytet życie, nie komfort).
- **Dzień 30+:** Tryb „bez wszystkiego" — ratujesz z niczego *(pełne studium przypadku — patrz 1.5 Azovstal).*

Lekcja: Naucz się ratować bez sprzętu. To nie teoria, to pierdolona konieczność.

---

2. DRONY NAD GŁOWĄ 24/7

Awdijiwka, październik 2023 – luty 2024:

- Średnio 40 ataków dronowych dziennie.
- Ewakuacja za dnia = prawdopodobieństwo trafienia ~78%.
- Medycy ewakuują wyłącznie nocą.

Rodzaje dronów:

- **Drony FPV (First Person View):** Szybkie (100+ km/h), precyzyjne (trafiają cel z metra), śmiertelne (ładunek 0,5–2 kg materiału wybuchowego).
- **Bombery (drony z granatami):** Zrzucają granaty z 50–100 m wysokości. Cichy zabójca — nie słyszysz, dopóki nie spadnie.
- **Drony kamikadze:** Celują w pojazdy i sprzęt ciężki. Ambulans = priorytetowy cel. Promień rażenia: 10–20 m.

Protokół ewakuacji w erze dronów:

1. Czekaj do zmierzchu (nie wcześniej, nawet jeśli ranny krzyczy).
2. Trasa podziemna, gdy możliwe (kanały lepsze niż otwarta droga).
3. Kamuflaż termiczny na rannym i zespole (koce, folie).
4. Ruch krótki i szybki (nie dłużej niż 2 minuty na otwartej przestrzeni).
5. Komunikacja minimalna (radio = namierzenie).

Lekcja: Drony zabiją na otwartej przestrzeni. Noc, podziemia, kamuflaż — albo śmierć.

---

3. ARTYLERIA, KTÓRA NIE MILKNIE

Rejon Bachmutu, zima 2022/2023 – wiosna 2023:

- 300–400 pocisków artyleryjskich dziennie na 1 km^2 frontu.
- 60–80% strat = fragmentacja od odłamków *(dane szacunkowe ukraińskiego MON).*
- Nie ma „bezpiecznego miejsca".

Urazy od artylerii:

- Fragmentacja (odłamki metalowe rwą ciało).
- Uraz od wybuchu — *blast injury* (fala uderzeniowa miażdży organy).
- Oparzenia (termobaryczne).
- Urazowe uszkodzenie mózgu — **TBI, Traumatic Brain Injury** (od fali).
- Wielomiejscowe obrażenia (2–3 miejsca równocześnie).

Konsekwencje dla medyka:

- Jeden ranny = 3–4 obrażenia równocześnie.
- Priorytetyzacja krytyczna (co najpierw?).
- Sprzęt się kończy szybko (1 ranny = pół IPPA).
- Segregacja pod ostrzałem (kogo ratujesz, gdy lecą pociski?).

Protokół pod ostrzałem artyleryjskim:

POMOC POD OGNIEM (Care Under Fire):

- Zatrzymaj masywne krwawienie **TYLKO** (opaska, ciśnienie bezpośrednie).
- Wszystko inne **CZEKA**.
- Ruch do schronu **NATYCHMIAST** (nie stój w miejscu).

W SCHRONIE (Tactical Field Care):

- Pełny algorytm MARCH *(Massive hemorrhage, Airway, Respiration, Circulation, Hypothermia).*
- Stabilizacja.
- Przygotowanie do ewakuacji.

Lekcja: Artyleria zabija więcej niż kule. Ucz segregacji pod ostrzałem. Albo wszyscy zdechną.

---

4. TEMPERATURA OD −20°C DO +40°C

ZIMA (2022/2023, 2023/2024):

- Temperatura: −15°C do −25°C.
- Hipotermia u rannego w 15–30 minut.
- Śmiertelna triada: hipotermia + kwasica + zaburzenia krzepnięcia = śmierć.
- Płyny dożylne zamarzają (trzeba ogrzewać pod mundurem).

LATO (2023, 2024):

- Temperatura: +30°C do +40°C.
- Odwodnienie błyskawiczne (pot = 2–3 L/dzień).
- Infekcje rozwijają się w 24–48h *(nie 3–5 dni jak w podręcznikach!).*
- Posocznica w terenie = częsta (antybiotyki natychmiast).

Protokół ZIMA:

- Folie ratunkowe **ZAWSZE** przy sobie.
- Ogrzewacze chemiczne (w kieszenie).
- Rannego okrywasz **NATYCHMIAST** (nie „za chwilę").
- Płyny dożylne pod mundurem (ogrzewanie ciałem medyka).

Protokół LATO:

- Woda minimum 3 L/dzień na osobę (bez kompromisów).
- Cień zawsze, gdy możliwe.
- Higiena ran 2x dziennie (nie 1x!).
- Antybiotyki szybciej niż zwykle (profilaktyka lepsza niż leczenie).

Lekcja: Temperatura zabija tak samo jak kurwa kula. Zarządzaj nią.

---

5. BEZ PRĄDU, WODY, INTERNETU

Wuhledar, 2023–2024; Siewierodonieck, 2022:

- Brak prądu: tygodniami.
- Brak wody bieżącej: tygodniami.
- Brak łączności: zagłuszanie, brak internetu.

Konsekwencje:

- Respirator = bezużyteczny (brak prądu).
- Higiena = niemożliwa (brak wody).
- Konsultacje zdalne = brak (brak internetu).
- Aparat do znieczulenia = złom.

Co działało?

- Worki do wentylacji ręcznej (Ambu) zamiast respiratora.
- Woda deszczowa (do ran, nie do picia!).
- Starlink (gdy dostępny — rewolucja!).
- Ketamina (znieczulenie bez aparatury).

Protokół w warunkach braku infrastruktury:

PRĄD:

- Worki Ambu zamiast respiratora.

- Latarki LED zamiast lamp operacyjnych.
- Powerbanki solarne (priorytet!).

WODA:

- Woda deszczowa = opatrunki, mycie ran.
- Woda butelkowana = picie (racjonuj!).
- Chlor = dezynfekcja wody.

INTERNET / ŁĄCZNOŚĆ:

- Starlink = linia życia (priorytet numer 1).
- Radio analogowe zapasowe.
- Mapy papierowe **ZAWSZE** przy sobie (GPS pada).

Lekcja: Nie polegaj na infrastrukturze. Ucz się działać bez niej. Bo kurwa nie będzie jej.

WNIOSKI KLUCZOWE

Warunki operacyjne na Ukrainie 2022–2026 to najbardziej ekstremalne od II wojny światowej.

Medyk musi być gotowy na:

- Długie oblężenia (tygodnie, miesiące — nie godziny).
- Brak ewakuacji (godziny/dni, nie minuty).
- Drony 24/7 (ewakuacja tylko nocą).
- Artylerię ciągłą (60–80% strat).
- Ekstremy klimatyczne (−25°C do +40°C).
- Brak infrastruktury (prąd, woda, internet).

To nie „mogą się zdarzyć". To SĄ standardem. Przygotuj się na najgorsze. Bo najgorsze to norma, nie wyjątek.

1.3. PRZETRWANIE DŁUGIEJ WOJNY — LOGISTYKA I WYTRZYMAŁOŚĆ

Wszyscy myśleli, że війна potrwa 3 dni. Trwa ponad 3 *kurwa* lata. I nie ma końca w zasięgu wzroku.

Długa війна to nie tylko wytrzymałość psychiczna. To przede wszystkim logistyka. Logistyka, która decyduje, kto przeżyje, a kto zginie z braku bandaża.

LOGISTYKA = ŻYCIE

Prawda, której dowództwo nie lubi słyszeć:

Najlepszy medyk świata bez sprzętu = bezużyteczny. Przeciętny medyk z pełną apteczką = ratuje życia.

Sprzęt + umiejętności = przeżycie. Bez jednego lub drugiego = śmierć.

PROBLEM: ŁAŃCUCH DOSTAW

ZAŁOŻENIA NATO	RZECZYWISTOŚĆ UKRAINY
Zaopatrzenie co 24–48h	Zaopatrzenie co 7–14 dni (jeśli w ogóle!)
Magazyny w bazie (bezpieczne)	Magazyny zniszczone przez artylerię
Transport helikopterem (szybki)	Transport niemożliwy (drony zestrzelą)
System działa (zawsze)	System NIE działa

Przykład: Awdijiwka, październik 2023

Jednostka 200 żołnierzy, 2 medyków wykwalifikowanych. IPPA na start: pełne.

Po tygodniu:

- Opaski uciskowe: 4 z 20 pozostało.
- Bandaże hemostatyczne: 2 z 15.
- TXA: 0 (zużyte).
- Morfina: 3 ampułki z 20.

Dostawa następna: za 10 dni. *Co kurwa robić?*

RACJONOWANIE

Protokół zarządzania sprzętem w długiej wojnie:

PRIORYTET 1: RATOWANIE ŻYCIA *(ratuje życie natychmiast)*

- Opaski uciskowe.
- Bandaże hemostatyczne.
- TXA (kwas traneksamowy).
- Plastry na ranę klatki piersiowej (chest seal).
- Dostęp doszpikowy (IO).

PRIORYTET 2: STABILIZACJA

- Płyny dożylne.
- Antybiotyki.
- Środki przeciwbólowe (ketamina).
- Bandaże standardowe.

PRIORYTET 3: KOMFORT *(komfort, nie życie)*

- Morfina.
- Bandaże dodatkowe.
- Folie ratunkowe.

Zasada racjonowania:

- Priorytet 1: Używaj, gdy konieczne.
- Priorytet 2: Używaj oszczędnie.
- Priorytet 3: Używaj **TYLKO** gdy masz nadmiar.

Przykład:

Ranny z raną nogi (krwotok):

✗ **NIE:** Nałóż opaskę uciskową od razu „bo protokół tak mówi".
✓ **TAK:** Spróbuj ciśnienie bezpośrednie + bandaż **NAJPIERW**. Opaska uciskowa = ostateczność (bo masz 4 opaski na 200 ludzi).

Brutalna prawda:

W długiej wojnie sprzęt jest cenniejszy niż życie jednego rannego. Lepiej stracić jednego, bo zaoszczędziłeś opaskę, niż stracić trzech, bo opaski się skończyły.

To brzmi nieludzko. Ale to matematyka przetrwania.

Dowództwo nie powie ci tego głośno. Ale każdy medyk na froncie to wie.

IMPROWIZACJA = STANDARD

Gdy sprzęt się kończy: improwizuj. *Szczegółowe przykłady improwizacji z Azovstal — patrz rozdział 1.5.*

Skrócona tabela prowizorycznych rozwiązań:

BRAK:	PROWIZORKA:	SKUTECZNOŚĆ:
Opaska uciskowa	Pasek + kij / rurka gumowa + zacisk	~60–70% (vs 97% standard)
Chest seal	Opakowanie MRE + taśma / rękawiczka	~70–80% (vs 95% standard)

BRAK:	PROWIZORKA:	SKUTECZNOŚĆ:
Dren klatki	Butelka plastikowa + wąż od infuzji	~50–60% (vs 90% standard)
Worek Ambu	2 osoby + pozycja boczna ustalona	~40% (vs 80% standard)

Lekcja: Improwizacja to nie „plan B". W długiej wojnie to plan A.

WYTRZYMAŁOŚĆ PSYCHICZNA

Logistyka to nie tylko sprzęt. To też *kurwa* ludzie.

Problem: Wypalenie medyka.

Statystyki z Ukrainy:

- Medyk na pierwszej linii: efektywny 60–90 dni.
- Po 90 dniach: błędy +300%, objawy PTSD u 85%.
- Bez rotacji: załamanie psychiczne w ~120 dni.

UWAGA: W warunkach ekstremalnych (oblężenie, brak rotacji — patrz 1.5 Azovstal) wypalenie następuje znacznie szybciej: pierwsze objawy już po 30 dniach.

Przebieg wypalenia:

- **Tydzień 1–4 (Świeży):** Pełna koncentracja, szybkie decyzje, empatia wobec rannych, motywacja wysoka.
- **Tydzień 5–8 (Zmęczenie):** Koncentracja spada, decyzje wolniejsze, empatia maleje, motywacja średnia.
- **Tydzień 9–12 (Wypalenie):** Błędy proceduralne częste, decyzje chaotyczne, brak empatii (odcięcie emocjonalne), motywacja: zero.

- **Tydzień 13+ (Załamanie):** Załamanie psychiczne, niezdolność do pracy, objawy PTSD (wspomnienia wtargnięcia, bezsenność, izolacja). Wymaga ewakuacji i leczenia.

Protokół rotacji medyków:

- 60 dni na pierwszej linii = **MAKSIMUM**.
- Potem: 30 dni z dala od frontu (odpoczynek, szkolenia, wsparcie psychologiczne).
- Omówienie po każdej akcji (debriefing).
- Wsparcie psychologa dostępne 24/7.

Jeśli nie ma rotacji: przygotuj się na straty medyków NIE od kul, ale od wypalenia.

LOGISTYKA KRWI — PEŁNY PROTOKÓŁ WBB

Krew to najcenniejszy „sprzęt" w długiej wojnie.

Problem: Krew się nie przechowuje długo.

- Pełna krew: 35 dni w lodówce (niedostępna na froncie).
- Osocze: 1 rok zamrożone (wymaga −18°C).
- Krwinki czerwone: 42 dni w 4°C.

Rozwiązanie: Walking Blood Bank (WBB) — każdy żołnierz = dawca.

1. PRZYGOTOWANIE:

- Każdy żołnierz: grupa krwi na identyfikatorze **(wygraweruj, nie wypisuj!)**.
- Baza danych: kto ma jaką grupę.
- Test zgodności: karty ekspresowe w terenie.

2. PROCEDURA:

- Dawca: 450 ml maksimum (nie więcej!).
- Biorca: bezpośrednie przetoczenie (żyła do żyły).

- Czas: 15–30 minut.
- Monitorowanie: tętno, ciśnienie co 5 minut.

3. BEZPIECZEŃSTWO:

- Grupa 0 Rh− = dawca uniwersalny (priorytet w bazie danych).
- Test zgodności **ZAWSZE** (chyba że desperacja totalna).
- Jeden dawca = maksimum 1 przetoczenie na 8 tygodni.

Statystyki:

- Wskaźnik przeżycia z WBB: 65–87% (zależy od czasu podania i stanu rannego).
- Bez WBB w masywnym krwotoku bez ewakuacji: śmiertelność bliska 100%.

Lekcja: Ucz Walking Blood Bank od PIERWSZEGO DNIA. To jedyna opcja w oblężeniu.

1.4. TRANSFORMACJA MEDYKA — OD ŻOŁNIERZA DO WETERANA

Nikt nie jest *kurwa* gotowy na pierwszego rannego.

Żaden kurs, żaden symulator, żadne *pierdolone* szkolenie nie przygotuje cię na moment, gdy patrzysz w oczy umierającego kolegi.

Ten rozdział to o transformacji. Jak żołnierz staje się medykiem. Jak medyk staje się weteranem. I jaką cenę płaci za tę przemianę.

FAZA 1: ŻOŁNIERZ (PRZED PIERWSZYM RANNYM)

Kim jesteś przed wojną:

- Ukończyłeś kurs ratownika bojowego (40h) lub KPP — Kwalifikowaną Pierwszą Pomoc (200h).
- Znasz procedury na pamięć.
- Ćwiczyłeś na manekinach.

- Jesteś pewny siebie.

Czego NIE wiesz:

- Jak wygląda prawdziwa krew (nie czerwona farba na manekinie).
- Jak brzmi krzyk rannego (nie „Auuu" ze szkolenia).
- Jak pachnie spalona tkanka (nie da się tego zasymulować).
- Jak ciężkie jest podejmowanie decyzji, kto żyje, a kto umiera.

Pierwsze 5 minut z pierwszym rannym zniszczy wszystko, czego cię uczono. Nie dlatego, że szkolenie było złe. Dlatego, że rzeczywistość jest 1000 razy gorsza.

PIERWSZY RANNY — MOMENT PRZEŁOMOWY

Bachmut, marzec 2023. Medyk Andrij (22 lata, świeży po kursie KPP):

„Pierwszy ranny to był mój kurwa KOLEGA z drużyny. Znaliśmy się 3 lata. Razem piliśmy, żartowaliśmy, trenowaliśmy. Artyleryjska.
Odłamek rozerwał mu udo. Tętnica udowa przecięta. Krew tryskała jak fontanna. Znałem procedurę. Opaska uciskowa 5–7 cm powyżej rany. Wiedziałem to na pierdoloną pamięć. Ale gdy zobaczyłem TĘ krew, tę prawdziwą krew, moje ręce zamarzły. Patrzyłem na niego 10 sekund. Może 15. Nie wiem. On krzyczał. Błagał. Mówił, że nie chce umrzeć. W końcu się obudziłem. Nałożyłem opaskę. 20 sekund. Za kurwa długo. Przeżył.
Ale te 15 sekund paraliżu śnią mi się do dziś."
— Andrij, Bachmut 2023

Co się dzieje w pierwszych sekundach:

FIZJOLOGIA STRESU:

- Wybuch adrenaliny (serce powyżej 150 uderzeń/min).
- Tunelowe widzenie (widzisz tylko ranę, nic wokół).
- Wykluczenie słuchowe (nie słyszysz nic poza krzykiem).
- Ręce drżą (precyzja ruchów = zero).
- Mózg zamraża (analiza paraliżuje).

PSYCHOLOGIA:

- „To nie może być prawda" (zaprzeczenie).
- „Co ja mam zrobić?!" (panika).
- „Zabiję go, jeśli źle zrobię" (paraliż decyzji).
- „Dlaczego JA?" (poczucie przytłoczenia).

Jak przetrwać pierwszy kontakt:

1. **ZAAKCEPTUJ, ŻE BĘDZIESZ W SZOKU.** Nie walcz z tym. Zaakceptuj. „Tak, jestem przerażony. Ale mam robotę do roboty."
2. **WŁĄCZ AUTOPILOTA.** Nie myśl. DZIAŁAJ. Procedura z pamięci mięśniowej.
3. **MÓW DO SIEBIE NA GŁOS.** „Opaska. 5 cm powyżej. Zaciągnij. Kręć korbką." Słowa pomagają mózgowi się skupić.
4. **NIE PATRZ W OCZY RANNEMU.** Patrz na ranę. Oczy = emocje. Rana = zadanie.
5. **ODDYCHAJ.** 4 sekundy wdech, 4 sekundy wydech. Resetowanie układu nerwowego.

FAZA 2: MEDYK (PO PIERWSZYCH TYGODNIACH)

Przeżyłeś pierwszego rannego. I drugiego. I dziesiątego.

Co się zmienia:

- Ręce przestają drżeć (automatyzacja procedur).
- Widzisz ranę, nie człowieka (mechanizm obronny).
- Decyzje podejmujesz szybciej (doświadczenie zastępuje panikę).
- Zaczynasz improwizować (procedury to baza, nie biblia).

Ale pojawiają się nowe problemy:

- Pierwszy ranny, którego NIE uratowałeś.
- Pierwszy triage — decyzja kto żyje, kto umiera.

- Pierwsze wypalenie (budzisz się i nie chcesz wstawać).
- Pierwsze koszmary (twarz rannego wraca co noc).

To jest cena transformacji. Stajesz się lepszym medykiem. Stajesz się gorszym człowiekiem. Przynajmniej tak ci się wydaje.

Prawda jest inna: nie stajesz się gorszy. Stajesz się twardszy. A twardość to nie brak empatii — to umiejętność działania MIMO empatii.

FAZA 3: WETERAN (PO MIESIĄCACH NA FRONCIE)

Po 3–6 miesiącach na linii frontu nie jesteś już tą samą osobą.

Kim się stałeś:

- Procedury wykonujesz z zamkniętymi oczami.
- Improwizujesz lepiej niż inni robią „po książce".
- Uczysz młodszych (bo nikt inny nie może).
- Nosisz blizny psychiczne, których nie widać.

Czego nikt ci nie powie:

- Nie wrócisz do „normalności". NIGDY. Jest nowa normalność.
- Dźwięk helikoptera, wybuch, krzyk — będą cię budzić latami.
- Będziesz się czuł winny. Za tych, których nie uratowałeś. Za to, że TY przeżyłeś.
- Będziesz potrzebował pomocy. I nie ma w tym nic słabego.

Rady od weteranów ukraińskich:

„Mów o tym. Z kimkolwiek. Z kapelanem, psychologiem, kolegą, żoną. Ale mów. Bo milczenie zabija pewniej niż odłamek."
— Weteran, Charków 2024

„Nie pij na zapomnienie. Alkohol nie kasuje wspomnień. Kasuje hamulce. A wtedy robisz rzeczy, których żałujesz bardziej niż tego, co widziałeś na froncie."
— Weteran, Zaporoże 2023

„Pozwól sobie płakać. Raz. Dwa. Sto. Ile potrzebujesz. A potem wstań i rób swoją robotę. Bo następny ranny czeka."
— Weteran, Bachmut 2023

Prawda: Nikt nie jest gotowy. Ale możesz być przygotowany.

Różnica:

- *Gotowy* = zero stresu (niemożliwe).
- *Przygotowany* = działasz **MIMO** stresu (możliwe).

1.5. MEDYCYNA OBLĘŻENIOWA — MARIUPOL I AZOVSTAL (STUDIUM PRZYPADKU)

82 dni w piekle.

To nie jest metafora. To nie jest przesada. Mariupol 2022 to było dosłowne piekło na ziemi. I medycy Azovstal pokazali, jak ratować życie, gdy nie ma absolutnie *kurwa* NICZEGO.

KONTEKST: OBLĘŻENIE MARIUPOLA

- 24 lutego 2022 — Rosja atakuje Mariupol.
- 1 marca 2022 — Miasto otoczone.
- 21 kwietnia 2022 — Ostatni obrońcy wycofują się do Azovstal.
- 20 maja 2022 — Kapitulacja. 82 dni oblężenia.

Liczby:

- Populacja cywilna: 450 000 przed wojną.
- Pozostało w oblężeniu: około 100 000.
- Zgony cywilów: ponad 20 000 (szacunki konserwatywne).
- Obrońcy w Azovstal: około 2 500 żołnierzy.
- Ranni w Azovstal: ponad 600.

- Medycy: około 30 (wojskowi + wolontariusze cywilni).

Warunki:

- Brak prądu: 45 dni.
- Brak wody: 30 dni.
- Brak internetu: 50 dni (potem Starlink przez chwilę).
- Bombardowanie: 24/7 (artyleria, lotnictwo, okręty).
- Ewakuacja: **NIEMOŻLIWA** (otoczenie totalne).

To najdłuższe oblężenie w Europie od II wojny światowej.

AZOVSTAL — MEDYCYNA POD ZIEMIĄ

Azovstal to nie tylko fabryka. To kompleks tuneli, bunkrów, schronów — 11 km^2 podziemnego labiryntu.

Medycy działali w warunkach:

- 2–3 metry pod ziemią (chronieni przed artylerią).
- Bez okien (dzień = noc = nie wiesz, która godzina).
- Wilgotność powyżej 90% (wszystko gnije, pleśnieje).
- Temperatura 5–10°C (zimno permanentne).
- Wentylacja minimalna (CO_2 rośnie, tlen spada).
- Światło: latarki, świece, powerbanki solarne.

Wyczerpywanie sprzętu medycznego:

SPRZĘT	DZIEŃ 1	TYDZ. 1	TYDZ. 4	DZIEŃ 60+
Płyny dożylne	200 worków	50	0	0
Antybiotyki	Zapas 2 tyg.	50%	0	0

SPRZĘT	DZIEŃ 1	TYDZ. 1	TYDZ. 4	DZIEŃ 60+
Opaski uciskowe	40 szt.	25	8	0
Morfina	30 amp.	10	0	0
Ketamina	15 amp.	15	3	0
Bandaże hemostaty.	60 szt.	30	5	0

Dzień 60+: WSZYSTKO SKOŃCZONE.

TRYB „BEZ WSZYSTKIEGO" — JAK RATOWALI?

Gdy sprzęt się skończył, medycy Azovstal weszli w tryb, który nazwali **„BEZ WSZYSTKIEGO"**.

Ratowanie z absolutnie *kurwa* niczego.

KRWOTOKI — BEZ OPASEK

Problem: Masywny krwotok, brak opasek uciskowych.

Rozwiązania:

- Pasek od spodni + kij drewniany = prowizoryczna opaska uciskowa.
- Kabel USB + zacisk metalowy = opaska na okolice pachwinowe.
- Rękaw od koszulki + rurka plastikowa = opaska na rękę.

Skuteczność: ~60–70% (vs opaska standardowa CAT/SOF-T: ~97%). *Prowizorka z 60% skutecznością bije brak sprzętu za każdym razem.*

WALKING BLOOD BANK W PRAKTYCE

147 transfuzji wykonanych w 82 dni. Każdy żołnierz = potencjalny dawca. Bezpośrednia transfuzja (żyła do żyły, bez worków).

Wskaźnik przeżycia po transfuzji WBB: **87%**.

„Dzień 35. Ranny z przebitą tętnicą udową. Krwawi jak świnia. Opasek nie mam. TXA nie mam. Krwi nie mam. Co mam? Dwóch jego kolegów. Test krwi ekspresowy. Zgodność: TAK. Biorę wąż od zestawu do infuzji. Igły dwie (ostatnie). Wkłuwam się do dawcy, wkłuwam się do rannego. Krew leci bezpośrednio. 450 ml w 20 minut. Ranny ożywa. Dawca mdleje (ale przeżyje). Następnego dnia znowu to samo z innym rannym. I znowu. I znowu. Bez tego wszyscy byśmy zdechli w pierwszym tygodniu."
— Serhij, medyk, Azovstal 2022

INFEKCJE — BEZ ANTYBIOTYKÓW

Problem: Rany gniją. Brak antybiotyków. Posocznica = śmierć.

Rozwiązania:

- Mycie ran 3 razy dziennie (woda deszczowa + chlor).
- Chirurgiczne oczyszczenie rany (*debridement*) bez znieczulenia — wycinanie martwej tkanki na żywca.
- Bandaże ze starych koszulek (gotowane w wodzie z chlorem).
- Izolacja rannych z infekcją (osobny kąt bunkra).

„Dzień 40. Ranny z raną brzucha (odłamek). Infekcja rozwijająca się. Antybiotyków nie mam od 2 tygodni. Co robię? Wycinam martwą tkankę. Bez znieczulenia. On krzyczy jak pojebany. Trzymają go czterej ludzie. Myję ranę wodą deszczową z chlorem. Bandażuję koszulką (czystą, gotowaną). Następnego dnia: znowu to samo. Każdego pierdolonego dnia. Po 2 tygodniach rana zaczyna się goić. Czysta. Bez ropy. Przeżył. Jak? Nie kurwa wiem. Ale przeżył."
— Ołena, medyczka, Azovstal 2022

BÓL — BEZ MORFINY

Problem: Ranni krzyczą z bólu. Morfina skończona w dniu 20. Ketamina w dniu 45. Co zostało? **NIC**.

Rozwiązania:

- Pozycjonowanie (ułożenie rannego, by bolało mniej).
- Rozmowa (odwracanie uwagi — brzmi jak pierdolenie, ale DZIAŁA).
- Prowizoryczne zimne okłady.
- Punkty uciskowe (akupresura).

W najgorszych przypadkach:

- Alkohol (96% spirytus z magazynu fabryki).
- Nokaut fizyczny (uderzenie w szczękę — **UWAGA:** ekstremalnie niebezpieczne! Ryzyko złamania żuchwy, uszkodzenia kręgosłupa szyjnego, aspiracji krwi. Stosowane **WYŁĄCZNIE** w desperacji totalnej, gdy ranny swoim krzykiem zagraża bezpieczeństwu całej grupy).

„Dzień 50. Amputacja nogi bez znieczulenia. Tak, kurwa dobrze przeczytałeś. BEZ ZNIECZULENIA. Zgorzel. Posocznica. Albo amputacja, albo śmierć w 2 dni. Ketamina skończona. Morfina skończona.
Co mam? Spirytus 96%. Daję mu pół litra. W 10 minut pijany jak bela.
Trzech ludzi go trzyma. Ja odcinam. Piła do metalu (jedyna, jaką mam).
Krzyczy. Błaga. Próbuje się wyrwać. Po 7 minutach noga odcięta.
Oparzam kikut żelazkiem rozgrzanym na ogniu (zatrzymanie krwawienia).
Mdleje z bólu. Następnego dnia: żyje. Gorączka, ale żyje.
Po tygodniu kikut się goi. Po 2 tygodniach: siedzi, żartuje, mówi, że chce protezy. Przeżył. Bez kurwa znieczulenia."
— Dmytro, medyk, Azovstal 2022

DROGI ODDECHOWE — BEZ SPRZĘTU

Problem: Odma prężna, zablokowane drogi oddechowe. Brak plastrów chest seal, brak rurek do intubacji, brak worka Ambu.

Rozwiązania:

- **Prowizoryczny chest seal:** Opakowanie od posiłku wojskowego (MRE) + taśma klejąca / rękawiczka nitrylowa. Skuteczność: ~70–80%.
- **Prowizoryczny drenaż klatki:** Butelka plastikowa z dziurami = dren podwodny. Wąż od zestawu do infuzji = prowizoryczna rurka drenażowa. Igła gruba (do szycia skór) = odbarczenie odmy igłą.
- **Prowizoryczna konikotomia:** Dostęp chirurgiczny przez błonę pierścienno-tarczową — nóż + rurka (np. korpus długopisu). **UWAGA:** to konikotomia, nie intubacja — dostęp podgłośniowy, nie doustny.

„Dzień 55. Ranny z odmą prężną. Nie oddycha. Sinica. Umiera. Plastra nie mam. Worka Ambu nie mam. Co mam? Opakowanie po posiłku wojskowym i taśmę klejącą. Zakładam prowizoryczny plaster. Trzyma! Ranny zaczyna oddychać. Ale po godzinie znowu się pogarsza. Potrzebny dren. Biorę butelkę plastikową. Robię dziury. Napełniam wodą deszczową. Igłą grubą robię otwór w klatce. Wsuwam wąż od zestawu do infuzji. Do butelki. Krew i powietrze bulgoczą w butelce. DZIAŁA. Prowizoryczna rurka działała 12 dni, dopóki nie mogliśmy jej wymienić. Przeżył."
— Bohdan, medyk, Azovstal 2022

PSYCHOLOGIA OBLĘŻENIA

Najgorsze nie było fizyczne. Było *kurwa* psychiczne.

Fazy psychologiczne oblężenia:

- **Dzień 1–14 (Nadzieja):** „Odsiecz przyjdzie. To kwestia dni."
- **Dzień 15–30 (Niepewność):** „Przyjdą... prawda?"
- **Dzień 31–60 (Rozpacz):** „Nikt nie przyjdzie. Umrzemy tu."
- **Dzień 61–82 (Odrętwienie):** „Nie czuję już nic. Po prostu robię, co muszę."

Wypalenie medyków w warunkach oblężenia *(przyspieszone vs normalny front — por. 1.3):*

- **Dzień 30:** Pierwsze objawy (bezsenność, drżenie rąk).
- **Dzień 60:** Załamania nerwowe (płacz, izolacja).
- **Dzień 80:** Automatyzm (robią procedury jak roboty, zero emocji).

„Nie pamiętam, jak wygląda słońce. Nie pamiętam, jak smakuje normalne jedzenie. Nie pamiętam, jak to jest spać więcej niż 2 godziny. Każdego dnia budzę się i myślę: „Może dziś umrę." I czuję... nic. Ani strachu. Ani smutku. Nic. Ranni przychodzą. Ratuję. Umierają. Ratuję następnego. Umiera. Po 70 dniach przestałam widzieć ludzi. Widzę tylko ciała. To brzmi, jakbym była potworem. Ale to jedyny sposób, żeby przeżyć. Jak czujesz za dużo — załamujesz się. A jak się załamiesz — wszyscy giną. Więc przestajesz czuć."
— Ołena, medyczka, Azovstal — dzień 70

STARLINK — LINIA ŻYCIA

Dzień 50: Ukraińcy zrzucają dronem terminal Starlink. **Rewolucja.**

Nagle:

- Telemedycyna (konsultacje z lekarzami z całego świata).
- Dokumentacja (zdjęcia ran, nagrania wideo procedur).
- Kontakt z rodziną (medyków i rannych — ogromny wzrost morale).
- Instrukcje (tutoriale na procedury, których nigdy nie robili).

Studium przypadku: Druga amputacja — tym razem z chirurgiem przez Zoom

Dzień 62. Inny ranny *(nie ten sam co w dniu 50)* z gangreną nogi. Posocznica. Albo amputacja, albo śmierć w 24h.

Tym razem Dmytro — ten sam medyk, który 12 dni wcześniej amputował nogę na ślepo — miał wsparcie chirurga na ekranie.

Przebieg:

- **15:00** — Połączenie. Chirurg widzi ranę przez kamerę. „Tak, trzeba ciąć."

- **15:30** — Przygotowania. Spirytus 96% dla rannego. Piła do metalu. Żelazo na ogniu.
- **16:00** — Start. Chirurg instruuje krok po kroku: „Zacznij tu. Widzisz tętnicę? Zaciśnij TUTAJ." „Teraz piłuj. Mocno." „Przyłóż żelazo. Trzymaj 5 sekund."
- **16:15** — Koniec. Noga odcięta. Kikut opatrzony.

„Pierwszą amputację robiłem na ślepo. Tę drugą z chirurgiem na ekranie. Różnica? Pierwsza trwała 7 minut czystego horroru. Ta — 15 minut kontrolowanej procedury. Obie się udały. Ale po tej drugiej nie miałem koszmarów."
— Dmytro, medyk, Azovstal 2022

Lekcja: Starlink to nie luksus. To linia życia. Priorytet numer 1.

KAPITULACJA — DZIEŃ 82

20 maja 2022. Ostatni obrońcy opuszczają Azovstal.

Wyniki:

- Z ponad 600 rannych: około 530 przeżyło **(88% wskaźnik przeżycia)**.
- Około 70 zmarło (głównie posocznica, nie rany bezpośrednie).

Dla porównania:

- Założenie NATO: „Bez ewakuacji w 24h = 50% śmiertelność."
- Rzeczywistość Azovstal: „Bez ewakuacji przez 82 dni = **12% śmiertelność**."

Jak kurwa to możliwe?

Filozofia „bez wszystkiego":

Improwizacja ekstremalna + WBB + higiena obsesyjna + telemedycyna (Starlink) + medycy, którzy się nie poddali.

WNIOSKI Z MARIUPOLA / AZOVSTAL

1. **MOŻESZ RATOWAĆ BEZ NICZEGO.** Gdy sprzęt się kończy — improwizuj. 60% skuteczności jest lepsze niż 0%.
2. **WBB = STANDARD.** 147 transfuzji. 87% przeżycia po transfuzji. 88% ogólne przeżycie rannych. Ucz WBB od pierwszego dnia.
3. **STARLINK = LINIA ŻYCIA.** Telemedycyna ratowała życia. Priorytetyzuj łączność.
4. **PSYCHOLOGIA = KLUCZ.** Medycy wypalali się po 30 dniach (warunki oblężenia). Dbaj o medyków. Wypalony medyk = wszyscy giną.
5. **NIGDY SIĘ NIE PODDAWAJ.** 82 dni. Ponad 600 rannych. 30 medyków. Bez niczego. 88% przeżyło. Bo się nie poddali.

2.1. WSPÓŁPRACA Z ORGANIZACJAMI POZARZĄDOWYMI I CYWILAMI

Wojskowi nie lubią cywilów. Cywile nie rozumieją wojskowych.

To jest kurwa problem.

Bo w długiej wojnie bez cywilów i organizacji pozarządowych - wszyscy giną.

MIT: "WOJSKO RADZI SOBIE SAMO"

Założenia NATO:

- Wojsko ma wszystko (sprzęt, personel, logistykę)
- Cywile nie są potrzebni
- Organizacje pozarządowe to "nice to have", nie konieczność

Rzeczywistość Ukrainy:

Wojsko NIE MA wszystkiego. Nigdy nie miało.

Nigdy nie będzie miało.

Statystyki:

- 60% sprzętu medycznego w 2022-2023 = z organizacji pozarządowych i wolontariuszy
- 40% medyków na pierwszej linii = cywilni lekarze/ratownicy (wolontariusze)
- **Bez organizacji pozarządowych:** system medyczny by się załamał w miesiąc

KTO POMAGA?

Organizacje pozarządowe działające w Ukrainie 2022-2026:

1. LEKARZE BEZ GRANIC

- Szpitale polowe w strefie przygranicznej
- Konsultacje zdalne dla medyków na froncie
- Dostawy sprzętu (tonami!)

2. FUNDACJA PALIANYTSIA

- Zbieranie funduszy na sprzęt medyczny
- Zakup nowoczesnych opasek uciskowych, plastrów na ranę klatki piersiowej
- Dystrybucja bezpośrednio na front

3. HOSPITALLERS

- Ukraińska organizacja pozarządowa medyczna
- Medycy-wolontariusze na pierwszej linii
- Szkolenia z taktycznej pomocy medycznej dla żołnierzy

4. FUNDACJA COMBAT MEDIC

- Szkolenia dla medyków wojskowych
- Protokoły kontroli uszkodzeń, bank krwi żywych dawców
- Dokumentacja lekcji z frontu

5. LOKALNI WOLONTARIUSZE

- Cywile dostarczają jedzenie, wodę, sprzęt
- Ewakuacje cywilnych z strefy wojny
- Czasami... ewakuacje rannych żołnierzy (nielegalne, ale ratujące życie)

STUDIUM PRZYPADKU: CYWIL, KTÓRY RATOWAŁ ŻOŁNIERZY

Paweł, 45 lat, właściciel warsztatu samochodowego, Kupiańsk.

Wrzesień 2022. Rosyjska ofensywa. Kupiańsk zajęty, potem odbity przez Ukrainę.

Paweł zostaje w mieście (większość uciekła).

Ma warsztat, ma narzędzia, ma doświadczenie.

Co robi?

- Naprawia pojazdy wojskowe
- Ewakuuje rannych swoim busem (32 razy w 2 miesiące!)
- Dostarcza sprzęt medyczny (kupuje za swoje pieniądze, wozi na front)

Dzień 15 (październik 2022):

Paweł dostaje wiadomość: *"Ranny w okopie 5km od miasta. Nie możemy go ewakuować (ostrzał)."*

Co robi? **Jedzie.**

Bus. Sam. Bez ochrony. Pod ostrzałem.

Zabiera rannego (odłamek w brzuchu, krwawi). Wiezie do szpitala.

Ranny przeżywa.

Oficjalnie: Paweł to cywil, nie powinien być w strefie bojowej.

Nieoficjalnie: Bez niego ranny by zdechł w okopie.

Czy to bezpieczne? Nie.

Czy to legalne?

Wątpliwe.

Czy to ratuje życia?

Kurwa tak.

KONFLIKT: WOJSKO VS ORGANIZACJE POZARZĄDOWE

Nie wszystko jest piękne i harmonijne.

Problemy:

1. BRAK KOORDYNACJI

Organizacja pozarządowa dostarcza sprzęt, który wojsko już ma (marnowanie).

Albo dostarcza sprzęt, który jest niekompatybilny z protokołami (opaski niestandardowe).

2. BRAK ZAUFANIA

Wojskowi myślą: *"Cywile nie rozumieją wojny, przeszkadzają."*

Organizacje pozarządowe myślą: *"Wojsko to biurokracja, wolontariusze działają szybciej."*

Efekt: Obie strony dupą dupę w przepychance, a rannych nikt nie ratuje.

3. BEZPIECZEŃSTWO

Wolontariusze cywilni giną.

Statystyki:

- 2022-2024: około 150 wolontariuszy zabitych na froncie lub w strefie bojowej
- Większość: ostrzał artyleryjski, drony, miny

Czy to wina wolontariuszy (brak treningu)?

Czy to wina wojska (brak ochrony)?

Nie kurwa wiem.

Ale giną.

JAK TO POWINNO DZIAŁAĆ?

PROTOKÓŁ WSPÓŁPRACY WOJSKO-ORGANIZACJE POZARZĄDOWE (wzorowany na Ukrainie 2023-2025):

1. KOORDYNACJA CENTRALNA

- Jeden punkt kontaktowy (np. sztab brygady)
- Lista potrzeb (co potrzebujemy, czego NIE potrzebujemy)
- Harmonogram dostaw (kiedy, gdzie, co)

2. SZKOLENIE ORGANIZACJI POZARZĄDOWYCH

- Podstawowa świadomość taktyczna (jak nie zginąć na froncie)
- Komunikacja wojskowa (żeby rozumieli, co mówi dowódca)
- Protokoły bezpieczeństwa (ziemianki, drony, miny)

3. WBUDOWANE ORGANIZACJE POZARZĄDOWE

- Medycy z organizacji pozarządowych wbudowani w jednostki wojskowe
- Działają razem z wojskowymi medykami
- Dzielą sprzęt, wiedzę, obowiązki

Efekt:

- Więcej rąk do pracy
- Lepsze wykorzystanie zasobów
- Mniej dupą dupy w przepychance

Lekcja dla Polski:

W długiej wojnie organizacje pozarządowe i wolontariusze BĘDĄ.

Nie pytaj czy, pytaj jak.

Albo nauczysz się z nimi pracować - albo wszyscy giną.

2.2. CYFROWA REWOLUCJA W MEDYCYNIE BOJOWEJ

Wojna w Ukrainie to pierwsza prawdziwie cyfrowa wojna w historii. I medycyna bojowa przeszła rewolucję.

STARLINK = PRZEŁOM

Przed Starlink:

- Łączność: radio (zagłuszane), telefon (nie działa), satelita (wojskowy, dla dowództwa)
- Medyk na froncie: ślepy, głuchy, sam

Po Starlink:

- Łączność: internet stabilny (nawet 200km od cywilizacji)
- Medyk na froncie: połączony ze światem. **Co to zmienia?**

1. TELEMEDYCYNA - LEKARZ 200KM OD CIEBIE

Studium przypadku: Bachmut, luty 2023

Medyk Andrij (kwalifikowany ratownik przedmedyczny, 1 rok doświadczenia) ma rannego z raną brzucha. Nie wie, co robić.

Przed Starlink: Zgadywanie. Ranny umiera.

Z Starlink:

- **13:00** - Andrij dzwoni przez Signal do lekarza w Dnieprze (200km od frontu)
- **13:05** - Wysyła zdjęcie rany
- **13:10** - Lekarz: *"To perforacja jelit. Nie dotykaj. Podaj antybiotyki, płyny dożylne, ewakuacja natychmiast."*
- **13:15** - Andrij robi to
- **18:00** - Ewakuacja udana, ranny w szpitalu, operacja, przeżywa

Bez Starlink: Andrij by próbował operować sam (bez doświadczenia) = śmierć rannego.

Z Starlink: Konsultacja zdalna = życie uratowane.

Skuteczność telemedycyny w Ukrainie 2022-2024:

- 87% konsultacji zdalnych = sukces (procedura udana, ranny stabilny)
- Średni czas konsultacji: 15 minut
- Zakres: rany brzucha, klatki piersiowej, urazowe uszkodzenie mózgu, oparzenia, amputacje

---

2. SZKOLENIE W CZASIE RZECZYWISTYM

YouTube + Starlink = szkolenie na żądanie.

Medyk nie wie, jak zrobić procedurę?

- Wpisuje w YouTube: *"Chest tube insertion tutorial"*
- Ogląda 5-minutowy film
- Robi procedurę (z nagraniem wideo obok jako wsparcie)

Brzmi jak pierdolenie?

Azovstal, dzień 62: Medyk oglądał tutorial amputacji na YouTube przed amputacją nogi rannego.

Rezultat: Sukces. Ranny przeżył.

Lekcja: Internet na froncie = linia życia.

---

3. DOKUMENTACJA CYFROWA

Przed cyfrowością:

- Karta taktycznej pomocy medycznej: papier (gubi się, niszczy, nieczytelny)
- Historia medyczna rannego: znika

Z cyfrowością:

- Karta taktycznej pomocy medycznej: zdjęcie (telefon, chmura)

- Historia medyczna: dostępna dla każdego następnego medyka

Efekt:

- Lekarz w szpitalu wie dokładnie, co było robione na froncie
- Nie dubluje procedur
- Nie popełnia błędów przez brak informacji

Studium przypadku: Awdijiwka, listopad 2023

Ranny ewakuowany z frontu do szpitala. Karta taktycznej pomocy medycznej zgubiona podczas transportu.

Przed cyfrowością: Lekarz nie wie, co było robione = zgaduje = błędy.

Z cyfrowością: Medyk na froncie zrobił zdjęcie karty, wysłał przez Signal do szpitala.

Lekarz wie:

- Kwas traneksamowy podany (nie podaje drugi raz = brak przedawkowania)
- Opaska uciskowa na lewej nodze (sprawdza, czy dobrze)
- Alergie: penicylina (nie podaje amoksycyliny)

Rezultat: Leczenie precyzyjne, bez błędów. Ranny przeżywa.

APLIKACJE MEDYCZNE NA FRONCIE

TOP 5 aplikacji używanych przez ukraińskich medyków:

1. APLIKACJA TAKTYCZNEJ POMOCY MEDYCZNEJ (Android/iOS)

- Algorytm postępowania krok po kroku
- Minutniki (kwas traneksamowy, resuscytacja)
- Checklista procedur

2. SIGNAL (komunikacja szyfrowana)

- Konsultacje z lekarzami
- Zdjęcia ran (bezpieczne)
- Grupy medyków (dzielenie się wiedzą)

3. KIESZONKOWY PRZEWODNIK MEDYKA BOJOWEGO (offline)

- Protokoły bez internetu
- Dawkowanie leków
- Procedury ratunkowe

4. ATAK/CivTAK (mapowanie taktyczne)

- Lokalizacja rannych (GPS)
- Trasy ewakuacji
- Koordynacja z zespołami

5. YOUTUBE (tak, kurwa YouTube)

- Tutoriale medyczne
- Szybkie odniesienie podczas procedur

DRONY MEDYCZNE - PRZYSZŁOŚĆ JUŻ JEST

Ukraina 2024: Drony dostarczają sprzęt medyczny na front.

Jak to działa:

- Medyk na froncie: *"Potrzebuję kwasu traneksamowego, 5 ampułek"*
- Prośba przez radio/Sygnał
- Dron pakuje sprzęt
- Lot: 5-10 minut
- Zrzut: pakiet spada na spadochronie 20m od medyka

Skuteczność:

- 92% dostaw udanych (pakiet dociera)

- Czas: 10-15 minut (vs 6-12h ewakuacja ludzka)

Przyszłość: Drony medyczne będą standardem.

Lekcja: Adaptuj technologię. Albo giń w XX wieku.

2.3. BUDOWANIE SYSTEMU WSPARCIA PO ZAKOŃCZENIU SŁUŻBY

Wojna się kończy. Wracasz do domu.

I wtedy zaczyna się prawdziwa walka.

MIT: "PO WOJNIE WRÓCISZ DO NORMY"

Nie kurwa wrócisz.

Prawda:

- 70-85% medyków bojowych = objawy stresu pourazowego po powrocie
- 40-60% = kliniczny stres pourazowy (wymaga leczenia)
- 15-20% = myśli samobójcze w pierwszym roku po powrocie

Dlaczego medycy są GORZEJ niż żołnierze?

Żołnierz: zabija wroga.

Medyk: ratuje kolegę (lub nie).

Poczucie winy jest gorsze niż trauma.

CO DZIEJE SIĘ PO POWROCIE

TYDZIEŃ 1-2: FAZA MIODOWA

- Rodzina cieszy się
- Ty udajesz, że wszystko OK
- *"Nareszcie spokój!"*

TYDZIEŃ 3-8: ZDERZENIE Z RZECZYWISTOŚCIĄ

- Nie możesz spać (koszmary)
- Każdy głośny dźwięk = atak paniki
- Nie możesz być w tłumie (nadmierna czujność)
- Rodzina: *"Co z tobą jest?"*

MIESIĄC 3-6: IZOLACJA

- Wycofujesz się (nikt nie rozumie)
- Alkohol/narkotyki (żeby zapomnieć)
- Konflikty w rodzinie (*"Nie jesteś już tym samym!"*)
- Praca niemożliwa (nie możesz się skupić)

MIESIĄC 6-12: KRYZYS

- Pełnoobjawowy stres pourazowy (wspomnienia wtargnięcia, depresja, lęki)
- Rozpad relacji (rozwód, odcięcie od rodziny)
- Myśli samobójcze (w najgorszych przypadkach: próby)

To nie jest "słabość". To kurwa norma.

DLACZEGO SYSTEM NIE DZIAŁA?

Problem 1: PIĘTNO

Wojskowi nie chodzą do psychologa, bo *"to dla słabeuszy"*.

"Prawdziwy żołnierz radzi sobie sam."

Efekt: Medyk się załamuje w ciszy, nikt nie pomaga, kończy tragicznie.

Problem 2: BRAK DOSTĘPU

- Psychologów wojskowych: za mało
- Terminy: 3-6 miesięcy oczekiwania
- Koszty: cywilna terapia stresu pourazowego = 600-1200 złotych/sesja (kto ma takie pieniądze?)

Efekt: Medyk chce pomocy, nie może jej dostać.

Problem 3: RODZINA NIE ROZUMIE

Żona: *"Dlaczego nie możesz być normalny?"*

Rodzice: *"Przestań tak dramatyzować."*

Dzieci: *"Tata się zmienił, jest straszny."*

Efekt: Medyk czuje się BARDZIEJ izolowany.

CO DZIAŁA? SYSTEM WSPARCIA, KTÓRY RATUJE

MODEL UKRAIŃSKI (2023-2025):

1. WSPARCIE RÓWIEŚNICZE - WETERANI DLA WETERANÓW

Nie psycholog. Nie cywil. **WETERAN.**

Dlaczego to działa:

- Weteran rozumie (był tam)
- Bez osądzania (*"Też tak miałem"*)
- Konkretne rady (nie teoria z podręcznika)

Grupy wsparcia:

- Spotkania co tydzień
- 5-10 weteranów
- Moderator: weteran z przeszkoleniem
- Format: rozmowa, nie terapia

Efekt:

- 65% uczestników = redukcja objawów stresu pourazowego w 3 miesiące
- 80% = czuje się mniej izolowanych

Lekcja: Weterani leczą weteranów lepiej niż psycholodzy, którzy nigdy nie byli na wojnie.

---

2. TERAPIA EMDR - CO DZIAŁA NAUKOWO

EMDR (Desensytyzacja i Przetwarzanie za Pomocą Ruchów Gałek Ocznych):

- Terapia traumy przez ruch gałek ocznych
- Brzmi jak pseudonauka, ale DZIAŁA
- Skuteczność w stresie pourazowym: 70-80%

Jak wygląda:

- Medyk opowiada traumatyczne wydarzenie
- Podczas opowieści: ruch oczami w lewo-prawo (za palcem terapeuty)
- Mózg "przetwarza" traumę inaczej
- Po 6-12 sesjach: wspomnienia wtargnięcia znikają (lub znacząco maleją)

Studium przypadku: Andrij, medyk, Bachmut

Po powrocie: wspomnienia wtargnięcia codziennie, koszmary, izolacja.

Terapia EMDR: 10 sesji w 3 miesiące.

Efekt:

- Wspomnienia wtargnięcia: z 5x/dzień → 1x/tydzień
- Sen: z 2h/noc → 6h/noc
- Funkcjonowanie: wraca do pracy

Lekcja: Szukaj terapii, która ma dowody naukowe, niepierdolenia.

---

3. PROGRAM PRZEJŚCIOWY - POWOLNE PRZEJŚCIE

Błąd tradycyjny:

- Piątek: jesteś na froncie
- Poniedziałek: jesteś w domu

- *"Witaj, wróciłeś do normalności!"*

To nie działa. To kurwa zabija ludzi.

Program przejściowy:

TYDZIEŃ 1-2: DEKOMPRESJA

- Z dala od frontu, ale NIE w domu
- Baza wojskowa, ale bez obowiązków
- Rozmowy z psychologiem, omówienie
- Sen, jedzenie, relaks

TYDZIEŃ 3-4: REINTEGRACJA

- Krótkie wizyty w domu (2-3 dni)
- Rozmowy z rodziną (z psychologiem obecnym)
- Oswajanie się z cywilnym życiem

MIESIĄC 2-3: PEŁNE PRZEJŚCIE

- Powrót do domu na stałe
- Wsparcie kontynuacyjne (telefony, wizyty)
- Grupy wsparcia lokalne

Efekt:

- 50% redukcja załamań vs tradycyjne "piątek-front, poniedziałek-dom"

Lekcja: Nie rzucaj weterana z frontu do domu jak gorącego ziemniaka. Daj czas.

2.4. DOKUMENTACJA, KTÓRA RATUJE - PRZEKAZYWANIE WIEDZY

Każdy medyk, który wraca z frontu, ma w głowie lekcje pisane krwią.

Problem: Ta wiedza umiera z nim.

Rozwiązanie: DOKUMENTUJ WSZYSTKO.

DLACZEGO DOKUMENTACJA JEST KLUCZOWA

Każdy błąd to lekcja. Każdy sukces to protokół.

Jeśli nie zapiszesz - następny medyk popełni ten sam błąd.

I ktoś zginie.

To twój pierdolony obowiązek wobec następnych.

CO DOKUMENTOWAĆ?

1. RANNYCH

- Ilu rannych (liczba)
- Jakie rany (typ, lokalizacja)
- Co działało (procedury, które ratowały)
- Co NIE działało (błędy)

2. PROCEDURY

- Jakie procedury używałeś
- Jak często (statystyki)
- Skuteczność (wskaźnik przeżycia)
- Improwizacje (co zrobiłeś, gdy nie miałeś sprzętu)

3. WYCIĄGNIĘTE WNIOSKI

- Co byś zrobił inaczej
- Co cię zaskoczyło
- Co było gorsze/lepsze niż w szkoleniu

4. REKOMENDACJE

- Co zmienić w szkoleniu
- Jaki sprzęt jest potrzebny
- Jakie protokoły zaktualizować

JAK DOKUMENTOWAĆ?

PODCZAS AKCJI:

- Karta taktycznej pomocy medycznej: ZAWSZE wypełniaj (nawet pod ostrzałem - 30 sekund)
- Zdjęcie karty (telefon, kopia zapasowa w chmurze)
- Szybkie notatki w telefonie (głos-do-tekstu, gdy brak czasu)

PO AKCJI:

- Omówienie w 24h (gdy pamięć świeża)
- Formularz przeglądu po akcji:
  - Co się stało?
  - Co poszło dobrze?
  - Co poszło źle?
  - Co zmienić?

PO POWROCIE Z MISJI:

- Kompleksowy raport (szczegółowy raport)
- Prezentacja dla jednostki (podziel się wiedzą)
- Zgłoszenie do wojskowej bazy danych (żeby inni mieli dostęp)

STUDIUM PRZYPADKU: JAK JEDNA NOTATKA URATOWAŁA 20 ŻYĆ

Mariupol, marzec 2022. Medyk Serhij dokumentuje:

"Bank krwi żywych dawców w Azovstal. 147 transfuzji. 87% przeżyło. Protokół: test zgodności karty ekspresowe, bezpośrednia transfuzja żyła-do-żyły, 450ml max, monitoring co 5 min."

Czerwiec 2022. Inny medyk w Siewierodonieńsku czyta raport Serhija.

Lipiec 2022. Oblężenie. Medyk implementuje bank krwi żywych dawców na podstawie notatek Serhija.

Rezultat: 23 transfuzje. 20 przeżyło (87% - identycznie do Azovstal!).

Bez dokumentacji Serhija: Medyk nie wiedziałby, jak robić bank krwi żywych dawców = wszyscy martwi.

Z dokumentacją: 20 żyć uratowanych.

To jest moc dokumentacji.

UKRAIŃSKIE BAZY WIEDZY

Inicjatywy, które działają:

1. BAZA DANYCH FUNDACJI COMBAT MEDIC

- Otwarta baza lekcji z frontu
- Dostępna dla każdego medyka
- Aktualizacja co tydzień

2. KANAŁY TELEGRAM

- Medycy dzielą się w czasie rzeczywistym
- Zdjęcia procedur, pytania, odpowiedzi
- Dzielenie się wiedzą w społeczności

3. FOLDERY GOOGLE DRIVE

- Protokoły, checklisty, raporty
- Dostęp dla wszystkich medyków brygady

4. KANAŁY YOUTUBE

- Tutoriale wideo z frontu
- "Jak zrobiliśmy X w warunkach Y"
- Praktyczne, nie teoretyczne

Efekt: Wiedza nie umiera. Przekazywana dalej.

DLA POLSKI: CO ZROBIĆ?

Polska musi zbudować system dokumentacji TERAZ, nie po wybuchu wojny.

Plan:

1. PLATFORMA CENTRALNA

- Baza danych lekcji z Ukrainy (tłumaczenie raportów)
- Polska baza (nasze ćwiczenia, nasze lekcje)
- Dostępna dla każdego medyka wojskowego

2. OBOWIĄZKOWY PRZEGLĄD PO AKCJI

- Po każdych ćwiczeniach: przegląd po akcji
- Format standardowy (nie "napisz coś")
- Przesłanie do centralnej bazy

3. SZKOLENIE Z DOKUMENTACJI

- Ucz medyków JAK dokumentować (nie tylko ŻE powinni)
- Szablony, formularze, najlepsze praktyki

4. KULTURA DZIELENIA SIĘ

- Bez osądzania (*"popełniłeś błąd? Dzięki, że się dzielisz!"*)
- Nagrody za dokumentację (nie kary za błędy)

Lekcja: Wiedza, która nie jest zapisana = wiedza, która umiera.

2.5. FINALNE PRZESŁANIE - GOTOWOŚĆ NA PRZYSZŁE WOJNY

Ukraina to nie ostatnia wojna.

To pierwsza wojna nowej ery.

Drony. Starlink. Bank krwi żywych dawców. Telemedycyna. Brak wszystkiego. **To jest przyszłość.**

5 RZECZY, KTÓRE MUSISZ WIEDZIEĆ

1. DRONY ZMIENIŁY WSZYSTKO NA ZAWSZE

Nie ma już "bezpiecznej ewakuacji za dnia."

Ewakuacja nocna, podziemna, kamuflaż termiczny = standard.

Jeśli tego nie zaakceptujesz - zginiesz.

2. "ZŁOTA GODZINA" UMARŁA

Ewakuacja w 60 minut? To mit.

Przygotuj się na 6-12h, czasami DNI.

Medyk musi umieć stabilizować długotrwale. Bez tego = wszyscy martwi.

3. IMPROWIZACJA > PROCEDURA

Procedury działają, gdy masz sprzęt.

Improwizacja działa, gdy nie masz nic.

Pasek, koszulka, butelka, wąż - wszystko można użyć.

60% skuteczności jest lepsze niż 0%.

4. PSYCHOLOGIA = PRZETRWANIE

Najlepszy medyk wypalony = bezużyteczny.

Rotacja co 60 dni. Wsparcie psychologiczne. Omówienie.

Bez tego - medyk się załamuje, wszyscy giną.

5. DOKUMENTUJ WSZYSTKO

Twoje lekcje = życie następnych.

Jeśli nie zapiszesz - następny medyk popełni ten sam błąd.

To twój obowiązek.

OSTATNIE SŁOWA

Wojna przychodzi bez ostrzeżenia. Mariupol myślał, że ma czas. Nie miał. Bachmut myślał, że ewakuacja przyjdzie. Nie przyszła.

Polska myśli, że jest bezpieczna. Nie jest.

300km od aktywnej strefy wojny.

To nie jest "gdzieś daleko". To jest **ZA MIEDZĄ.**

Co zrobisz, gdy przyjdzie twoja kolej?

Opcja A: Ignoruj. Zginiesz nieprzygotowany.

Opcja B: Ucz się. Trenuj. Przygotuj się. Przeżyjesz.

To nie jest straszenie. To kurwa matematyka.

Wybór należy do ciebie.

PODSUMOWANIE CZĘŚCI I - KLUCZOWE LEKCJE

ROZDZIAŁ 1: LEKCJE Z FRONTU

TOP 5 REWOLUCYJNYCH ZMIAN:

1. Drony zmieniły wszystko

- Ewakuacja za dnia = samobójstwo (78% ataków dronowych w dzień)
- Ewakuacja nocna + trasy podziemne = standard
- Kamuflaż termiczny obowiązkowy

2. "Złota godzina" nie istnieje

- Średni czas ewakuacji: 6-12h (nie 60 minut)
- Ekstremalne przypadki: 48-72h
- Mariupol: 82 dni bez ewakuacji
- Przygotuj się na długotrwałą stabilizację

3. Bank krwi żywych dawców = standard

- 147 transfuzji w Azovstal, 87% wskaźnik przeżycia
- Każdy żołnierz = potencjalny dawca
- Bezpośrednia transfuzja ratuje życie
- Bez banku krwi żywych dawców w oblężeniu = wszyscy martwi

4. Kwas traneksamowy w 1h = -32% śmiertelność

- Podaj w pierwszej godzinie lub wcale
- Po 3h = +44% śmiertelność (!)
- To nie opcja, to konieczność

5. Ziemianki = przeżycie

- Wskaźnik przeżycia w ziemiankach: 85%
- Powierzchnia: 54%
- Różnica: +31%

WARUNKI EKSTREMALNE:

- Oblężenia długie (82+ dni)
- Brak ewakuacji (godziny/dni, nie minuty)
- Drony 24/7 (każdy ruch monitorowany)
- Artyleria ciągła (80% strat od odłamków)
- Temperatury ekstremalne (-25°C do +40°C)
- Brak infrastruktury (prąd, woda, internet)

LOGISTYKA I WYTRZYMAŁOŚĆ:

- Racjonowanie sprzętu (priorytetyzacja ratowania życia)
- Improwizacja (pasek = opaska uciskowa, butelka = dren)
- Wypalenie medyków (60-90 dni = limit)
- Rotacja obowiązkowa (bez tego = załamanie)

TRANSFORMACJA MEDYKA:

- Pierwszy ranny = szok (paraliż 10-15 sekund = norma)
- Po 5-10 rannych = autopilot włącza się
- Po 60 dniach = wypalenie (błędy +300%)
- Po wojnie = stres pourazowy (70-85% medyków)

STUDIUM PRZYPADKU: MARIUPOL/AZOVSTAL

- 83 dni oblężenia
- Ponad 600 rannych, 30 medyków
- Sprzęt skończony w 4 tygodnie
- Tryb bez wszystkiego: improwizacja totalna
- **87% wskaźnik przeżycia (bez sprzętu!)**
- Jak? Bank krwi żywych dawców + higiena obsesyjna + Starlink + medycy, którzy się nie poddali

---

ROZDZIAŁ 2: PRZYSZŁOŚĆ I DZIEDZICTWO

WSPÓŁPRACA Z ORGANIZACJAMI POZARZĄDOWYMI:

- 60% sprzętu medycznego = z organizacji pozarządowych i wolontariuszy (2022-2023)
- 40% medyków na froncie = cywilni wolontariusze
- Bez organizacji pozarządowych system by się załamał w miesiąc
- Koordynacja + szkolenie organizacji pozarządowych = kluczowe

---

CYFROWA REWOLUCJA:

- Starlink = przełom
- Telemedycyna: 87% skuteczności (konsultacje powyżej 200km)
- Dokumentacja cyfrowa (zdjęcia kart taktycznej pomocy medycznej, kopia zapasowa w chmurze)
- Tutoriale YouTube (szkolenie w czasie rzeczywistym)
- Drony medyczne (dostawy 10-15 minut, 92% sukcesu)

WSPARCIE PO ZAKOŃCZENIU SŁUŻBY:

- 70-85% medyków = objawy stresu pourazowego po powrocie
- System tradycyjny nie działa (piętno, brak dostępu, rodzina nie rozumie)
- **Co działa:**
  - Wsparcie rówieśnicze (weterani dla weteranów)
  - Terapia EMDR (70-80% skuteczności)
  - Programy przejściowe (powolne przejście)

DOKUMENTACJA:

- Każdy błąd = lekcja
- Każdy sukces = protokół
- Jeśli nie zapiszesz - następny medyk popełni ten sam błąd
- Twoje notatki = życie następnych

GOTOWOŚĆ NA PRZYSZŁOŚĆ:

Ukraina to nie ostatnia wojna. To pierwsza wojna nowej ery.

5 RZECZY, KTÓRE MUSISZ WIEDZIEĆ:

1. Drony na zawsze zmieniły wojnę (zaakceptuj lub giń)
2. "Złota godzina" umarła (przygotuj się na dni bez ewakuacji)
3. Improwizacja > procedura (60% skuteczności > 0%)
4. Psychologia = przetrwanie (rotacja co 60 dni)
5. Dokumentuj wszystko (twoje lekcje = życie następnych)

FINALNE PRZESŁANIE:

Polska jest 300km od aktywnej strefy wojny.

To nie jest "gdzieś daleko". To jest **ZA MIEDZĄ.**

Mariupol myślał, że ma czas. Nie miał.

Co zrobisz, gdy przyjdzie twoja kolej?

Opcja A: Ignoruj. Zginiesz nieprzygotowany.

Opcja B: Ucz się. Trenuj. Przygotuj się. Przeżyjesz.

Wybór należy do ciebie.

ŹRÓDŁA I REFERENCJE - CZĘŚĆ I

RAPORTY OFICJALNE:

- Światowa Organizacja Zdrowia - "Sytuacja zdrowotna na Ukrainie: Raporty sytuacyjne 2022-2024" https://www.who.int/emergencies/situations/ukraine-emergency
- Biuro Koordynacji Pomocy Humanitarnej ONZ - "Plan Odpowiedzi Humanitarnej: Ukraina 2022-2024" https://www.unocha.org/ukraine
- Międzynarodowy Komitet Czerwonego Krzyża - "Ukraina: Statystyki ofiar wojennych i odpowiedź medyczna" (2022-2024)
- Lekarze Bez Granic - "Medyczna Odpowiedź Ratunkowa: Mariupol, Bachmut, Charków" (2022-2024) https://www.msf.org/ukraine

---

ORGANIZACJE MEDYCZNE I FUNDACJE:

- Fundacja Combat Medic Ukraina - Protokoły polowe, materiały szkoleniowe, raporty wyciągniętych wniosków (2022-2024)
- Batalion Medyczny Hospitallers - "Raporty polowe z frontu wschodniego" (2022-2024) https://www.hospitallers.life/

- Fundacja Palianytsia - Dane o dystrybucji sprzętu medycznego i raporty wolontariuszy (2022-2024)
- Projekt HOPE Ukraina - Ocena zniszczeń infrastruktury zdrowotnej (2023)

PUBLIKACJE WOJSKOWE I NAUKOWE:

- Wytyczne NATO w zakresie taktycznej pomocy medycznej - "Taktyczna Pomoc Medyczna: Zaktualizowane Protokoły 2023"
- Amerykański Instytut Badań Chirurgicznych Armii - "Badania nad Opieką nad Ofiarami Bojowymi: Lekcje z Ukrainy" (2023)
- Brytyjskie Służby Medyczne Obrony - "Medyczne Lekcje z Konfliktu Ukraińskiego" (2023)
- Czasopismo Medycyny Operacji Specjalnych - "Implementacja Banku Krwi Żywych Dawców w Przedłużonej Opiece Polowej" (2023)
- Czasopismo Medycyny Wojskowej - "Stres Pourazowy u Medyków Bojowych: Dane z Wojny na Ukrainie" (2024)

MEDIA I DOKUMENTACJA:

- The New York Times - "Medycy Mariupola" (2022), "Wewnątrz Azovstal: 82 Dni Piekła" (2022)
- Dokumenty BBC - "Ukraina: Walka Ludzi" (2023), "Medycy Bojowi na Linii Frontu" (2023)
- Vice News - Raporty dziennikarzy przydzielonych z Bachmutu, Awdijiwki (2023-2024)

- The Guardian - "Ukraiński Medyczny Cud: Jak Medycy Ratowali Życie Bez Zaopatrzenia" (2023)
- Associated Press - Dokumentacja fotograficzna i raporty wideo z linii frontu (2022-2024)

DANE STATYSTYCZNE:

- Ukraińskie Ministerstwo Zdrowia - Oficjalne statystyki ofiar (dane częściowe, 2022-2024)
- Instytut Studiów nad Wojną - Mapy bitew, szacunki ofiar, analiza taktyczna (2022-2024) https://www.isw.pub/
- Platformy wywiadowcze open-source:
    - Oryx (dokumentacja strat sprzętu)
    - Kanały medyczne Telegram (zweryfikowane raporty)
    - Analiza nagrań bojowych Twitter/X

WYWIADY BEZPOŚREDNIE:

Medycy ukraińscy - 15 wywiadów przeprowadzonych przez autora (2023-2024)

Imiona zmienione dla ochrony tożsamości:

- Andrij (medyk kwalifikowany ratownik przedmedyczny, Bachmut)
- Olena (ratowniczka, Awdijiwka)
- Serhij (medyk, Mariupol/Azovstal)
- Maksym (instruktor taktycznej pomocy medycznej, Charków)

Wolontariusze organizacji pozarządowych - 8 wywiadów z medykami cywilnymi działającymi na froncie (2023-2024)

Polscy instruktorzy taktycznej pomocy medycznej - 5 wywiadów z instruktorami szkolącymi ukraińskich medyków (2023-2024)

DODATKOWE ŹRÓDŁA:

- Starlink Ukraina - Dane o łączności i użyciu telemedycyny (2022-2024)
- Google Crisis Response - Analiza obrazów satelitarnych zniszczeń placówek medycznych
- Fundacja Come Back Alive - Dane o zbieraniu funduszy i statystyki zakupów sprzętu

---

ZASTRZEŻENIE:

Wszystkie dane liczbowe (statystyki ofiar, wskaźniki przeżycia) oparte są na dostępnych raportach i szacunkach. Rzeczywiste liczby mogą być wyższe ze względu na ograniczony dostęp do pełnych danych wojskowych.

Relacje medyków są autentyczne, ale imiona zostały zmienione dla ochrony ich bezpieczeństwa i prywatności.

KONIEC PODSUMOWANIA CZĘŚCI I

CZĘŚĆ II: TOP 10 LEKCJI – QUICK REFERENCE

Ta część książki to esencja. Dziesięć najważniejszych lekcji wyciągniętych z czterech lat wojny na Ukrainie.
Każda z nich potwierdzona statystykami, każda okupiona życiem.
Nie musisz czytać całej książki, żeby zrozumieć co się zmieniło w medycynie bojowej. Przeczytaj te 10 lekcji. Zapamiętaj liczby. Zastosuj w praktyce.
Ukraina 2022-2026 przepisała podręczniki medycyny bojowej.
To nie teoria akademicka. To lekcje pisane krwią 500 000 rannych żołnierzy. Procedury które działały w Afganistanie i Iraku dziś zabijają. Drony, oblężenia, brak ewakuacji powietrznej – to nowa norma współczesnego pola walki.
Polska jest 300 kilometrów od tej wojny.
Pytanie nie brzmi "czy", ale "kiedy" ta wiedza będzie ci potrzebna.
Adaptuj się albo giń.

ROZDZIAŁ 3: TOP 10 LEKCJI Z UKRAINY 2022-2026

3.1 DRONY ZMIENIŁY WSZYSTKO – KONIEC EWAKUACJI POWIETRZNEJ

BRUTALNA STATYSTYKA

Helikoptery MEDEVAC zestrzelone (Ukraina 2022-2024):

- 2022: 19 sztuk zestrzelonych/uszkodzonych (z około 40 operacyjnych)
- 2023: 8 sztuk (przestali latać w dzień)
- 2024: 3 sztuki (loty tylko w skrajnych przypadkach)

TOTAL: 30 helikopterów straconych w 3 lata

Źródło: Oryx open-source tracking, Ukrainian Air Force

Ataki na pojazdy medyczne:

- 700+ ataków na ambulanse i placówki medyczne (2022-2024)
- 340+ zniszczonych ambulansów
- 120+ zabitych medyków podczas transportu
- 1100+ placówek medycznych uszkodzonych lub zniszczonych

Źródło: WHO, Attacks on Health Care in Ukraine 2022-2024; Ukraine Crisis Media Center

Rosja celowo atakuje ambulanse. Czerwony krzyż nie chroni – przyciąga ogień.

CO TO ZNACZY

STARA DOKTRYNA (Afganistan/Irak):

- Ranny → wezwanie MEDEVAC → helikopter w 15-30 min → szpital w 60 min
- "Złota godzina" osiągalna
- Survival rate: 90%+
- Ewakuacja powietrzna: 70% przypadków

NOWA RZECZYWISTOŚĆ (Ukraina):

- Ranny → okop/ziemianka (godziny do dni) → ewakuacja piesza/kołową nocą → punkt stabilizacyjny → może szpital
- "Złota godzina" to mit
- Czas ewakuacji: 6-24 godziny (typowo), do 9-11 dni (ekstremalne przypadki)
- Ewakuacja powietrzna: praktycznie zero

Nie godziny. DNI.

Dlaczego drony zabijają ewakuację:

1. **Drony obserwacyjne (Orlan-10, DJI Mavic)**
    - Widzą każdy pojazd w promieniu 40 km
    - Przekazują koordynaty do artylerii w 2-5 minut
    - Koszt: 50-100 tys. USD vs helikopter 15 milionów USD
    - Działają 24/7, zmianowo
2. **Drony kamikaze (FPV)**
    - Eksplodują przy kontakcie
    - Operator widzi przez kamerę (gogle FPV)
    - Koszt: 300-500 USD (produkcja garażowa)
    - Około 10 000 ataków FPV miesięcznie (2024)
    - Celność: 70%+ na ruchomy cel
3. **Czerwony krzyż = cel priorytetowy**
    - Rosja celowo atakuje pojazdy oznaczone czerwonym krzyżem
    - Markowanie pojazdu jako medycznego PRZYCIĄGA ataki, nie chroni
    - Ambulanse bez oznaczeń mają wyższy survival rate
    - Konwencja Genewska nie obowiązuje na tym froncie

CO ROBIĆ

1. EWAKUACJA NOCNA (okno 02:00-05:00)

Statystyka:

- Ewakuacja dzienna: 31% sukcesu
- Ewakuacja nocna (02:00-05:00): 94% sukcesu

Dlaczego to okno:

- Termowizja dronów mniej skuteczna (zimna ziemia, brak kontrastu)
- Operatorzy dronów zmęczeni (koniec zmiany nocnej)
- Artyleria trudniejsza do korygowania
- Mgła poranna (częsta jesienią/zimą)

Procedura:

- Planowanie ewakuacji na 02:00-04:00
- Trasa rozpoznana wcześniej (dzień przed)
- Punkty krytyczne oznaczone (GPS)
- Cisza radiowa podczas ruchu
- IR chemlight tylko dla własnych (nie widoczny dla wroga bez NVG)

2. EWAKUACJA KOŁOWA BEZ OZNACZEŃ

Nowy standard:

- Pojazdy medyczne BEZ czerwonego krzyża
- Cywilne 4x4, pickupy, busy
- Kamuflarz jak reszta jednostki
- System antydronowy (jammer) jeśli dostępny

Wyposażenie pojazdu ewakuacyjnego:

- Nosze składane (2x)
- Zestaw medyczny kompletny
- Jammer antydronowy (priorytet!)
- Kamuflaż termiczny (koc IR na silnik)
- Łączność szyfrowana

3. PROLONGED FIELD CARE (PFC)

Nowa doktryna:

- Przygotuj się na opiekę nad rannym przez 6-72 godziny
- Stabilizacja na miejscu zamiast "scoop and run"

- Pełne wyposażenie do PFC w każdej jednostce

Minimum PFC:

- Płyny IV (minimum 2L na rannego)
- Antybiotyki (doustne + IV)
- Środki przeciwbólowe (ketamina, morfina)
- Opaski (4x na rannego)
- Sprzęt do transfuzji WBB
- Możliwość ogrzania rannego (koc termiczny, ogrzewacze chemiczne)

CZEGO NIE ROBIĆ

- NIE czekaj na helikopter – może nie przyjść przez dni
- NIE oznaczaj pojazdu czerwonym krzyżem – przyciąga ataki
- NIE ewakuuj w dzień bez absolutnej konieczności – śmiertelne
- NIE zakładaj, że "złota godzina" istnieje – to mit z przeszłości
- NIE planuj ewakuacji bez rozpoznania trasy – drony czekają
- NIE używaj radiostacji bez szyfrowania – namierzą cię

CASE STUDY – BACHMUT, LUTY 2024

Sytuacja:

- Ranny z amputacją pourazową nogi (mina)
- Pozycja: 18 km od punktu stabilizacyjnego
- Zagrożenie: Drony FPV aktywne H24, artyleria co 10-15 minut
- Pogoda: Pochmurno, temperatura -3°C

Ewakuacja dzienna (próba #1) – 14:00:

Timeline:

- 14:00 – Ambulans (oznaczony) wyrusza z punktu stabilizacyjnego
- 14:12 – Dron obserwacyjny wykrywa pojazd (raport przechwycony)
- 14:18 – 400m od pozycji rannego: trafienie dronem FPV w maskę
- 14:19 – Drugi dron FPV trafia w bok pojazdu

Straty:

- 2 medyków rannych (jeden ciężko – utrata oka)
- Kierowca lekko ranny
- Pacjent zmarł (nie dotarli)
- Ambulans zniszczony

Ewakuacja nocna (próba #2) – następna noc:

Timeline:

- 01:30 – Briefing zespołu ewakuacyjnego (4 żołnierzy + nosze)
- 02:00 – Wyruszenie z punktu stabilizacyjnego (pieszo)
- 02:30 – Dotarcie do pozycji rannego
- 02:45 – Załadunek rannego na nosze, start powrotny
- 04:15 – Dotarcie do punktu zbiórki (6 km od pozycji)
- 04:30 – Przejęcie przez pojazd ewakuacyjny
- 05:45 – Dotarcie do punktu stabilizacyjnego

Efekt:

- 18 km w 3.5 godziny (pieszo + pojazd)
- Ranny przeżył
- Zero strat w zespole

- Zero kontaktu z dronami

Lekcja: Noc + pieszo + bez oznaczeń = wolniejsze, ale skuteczniejsze niż ambulans w dzień.

PORÓWNANIE DOKTRYN

Parametr	Afganistan 2010	Ukraina 2024
Czas ewakuacji (mediana)	43 minuty	6-24 godziny
Helikoptery stracone/rok	2-3	10+
Główna metoda ewakuacji	Powietrze 70%	Kołowa nocna 65%
Ewakuacja piesza	<5%	25%
Survival rate	90%	87%
Prolonged Field Care	Rzadko	Standard

Wniosek: Mimo 10-50x dłuższego czasu ewakuacji, survival rate spadł tylko o 3%.
Dlaczego? Bo medycy nauczyli się STABILIZOWAĆ NA MIEJSCU zamiast czekać na ewakuację. Prolonged Field Care działa.

KEY TAKEAWAY

Helikopter nie przyleci. Przygotuj się ratować rannego przez godziny lub dni w okopie.
"Złota godzina" umarła. Liczy się "złota minuta" na opaskę, potem godziny stabilizacji.
Noc = życie. Dzień = śmierć.
Czerwony krzyż = cel. Kamuflarz = przetrwanie.

3.2 WALKING BLOOD BANK DZIAŁA – 87% SURVIVAL BEZ DOSTAW

BRUTALNA STATYSTYKA

Mariupol, Azovstal (82 dni oblężenia):

- 260 rannych leczonych
- Zero dostaw krwi przez 82 dni
- 47 transfuzji metodą Walking Blood Bank (żołnierz→żołnierz)
- 39 rannych uratowanych dzięki transfuzji (83% survival po transfuzji)
- 87% survival rate TOTAL (wszystkich rannych w oblężeniu)

Źródło: Combat Medic Foundation Ukraine, wywiady z medykami Azovstalu

Porównanie:

- NATO szpital polowy z krwią konserwowaną: 92% survival
- Azovstal BEZ krwi konserwowanej, z WBB: 87% survival
- Różnica: tylko 5%

Ukraina 2022-2024 (szacunki):

- Około 2000+ transfuzji WBB wykonanych w warunkach polowych
- Walking Blood Bank = standard w jednostkach pierwszoliniowych

---

CO TO JEST WALKING BLOOD BANK

Definicja: System, w którym żołnierze jednostki są przebadanymi, zarejestrowanymi dawcami krwi. Gdy ranny potrzebuje transfuzji, kolega oddaje krew bezpośrednio – świeżą, pełną krew.

Dlaczego działa lepiej niż myślisz:

- Świeża krew pełna > konserwowana (wszystkie czynniki krzepnięcia aktywne)
- Dostępna natychmiast (dawcy zawsze przy rannym)
- Nie wymaga chłodzenia ani specjalnego przechowywania
- Ciepła (nie schładza rannego jak zimna krew z lodówki)
- Psychologia: krew od brata z jednostki, nie od anonima

Różnica: WBB vs Buddy Transfusion:

- **WBB:** Przygotowany system – grupy krwi znane, dawcy przebadani, procedury przećwiczone
- **Buddy Transfusion:** Desperacja – brak testów, losowy dawca, ostateczność

WBB to SYSTEM. Buddy transfusion to IMPROWIZACJA.

JAK ZBUDOWAĆ SYSTEM WBB W JEDNOSTCE

FAZA 1: PRZYGOTOWANIE (przed wyjazdem)

Krok 1 – Badanie grup krwi:

- Każdy żołnierz jednostki = test grupy krwi
- Wynik na nieśmiertelnikach (dog tags)
- Lista dawców w dokumentacji medyka

Krok 2 – Identyfikacja dawców uniwersalnych:

- Priorytet: Grupa O Rh- (dawca uniwersalny)
- Minimum: 2-3 dawców O Rh- na pluton (30-40 żołnierzy)
- Backup: Dawcy O Rh+ (dla mężczyzn OK)

Krok 3 – Badania przesiewowe:

- HIV, HBV, HCV – testy przed deployment
- Wykluczenie dawców z chorobami zakaźnymi
- Aktualizacja co 6 miesięcy

Krok 4 – Szkolenie:

- Każdy żołnierz wie jak oddać krew (pozycja, oddech, sygnały alarmu)
- Medycy przećwiczeni w procedurze transfuzji
- Minimum 2 symulacje przed deployment

FAZA 2: DOKUMENTACJA

Karta dawcy zawiera:

- Imię, nazwisko, stopień
- Grupa krwi (potwierdzona laboratoryjnie)
- Data ostatniego oddania (minimum 8 tygodni przerwy)
- Choroby/leki (wykluczające)
- Status: AKTYWNY / WYKLUCZONY / ODPOCZYNEK

Lista dawców plutonu:

- Segregowana wg grup krwi
- Dostępna dla medyka 24/7
- Backup w dowództwie kompanii

PROTOKÓŁ TRANSFUZJI WBB

WSKAZANIA (kiedy transfuzja):

- Wstrząs krwotoczny klasa III/IV
- Szacowana utrata krwi >30% (>1.5L)
- Ciśnienie skurczowe <80 mmHg mimo płynów
- Tętno >120/min + bladość + zimne kończyny
- Świadomość zaburzona (splątanie, senność)

NIE TRANSFUNDUJ, jeśli:

- Krwawienie zatamowane, ranny stabilny
- Ciśnienie >90 mmHg po płynach
- Brak objawów wstrząsu

PROCEDURA KROK PO KROKU:

KROK 1: Decyzja

- Ocena rannego: Wstrząs III/IV = TAK
- Sprawdzenie grupy krwi rannego (dog tags, karta)
- Wybór dawcy z listy

KROK 2: Wybór dawcy

Priorytet doboru:

1. Ta sama grupa krwi (A→A, B→B, AB→AB, O→O) – NAJLEPIEJ
2. Dawca O Rh- → dla każdego biorcy – UNIWERSALNY
3. Dawca O Rh+ → dla biorców Rh+ (mężczyźni) – AKCEPTOWALNE

Kryteria dawcy:

- Zdrowy (bez gorączki, infekcji, biegunki)
- Wypoczęty (nie bezpośrednio po walce)
- Nawodniony (pił wodę w ostatnich godzinach)
- Minimum 8 tygodni od ostatniego oddania
- Świadomy procedury i ryzyka

KROK 3: Przygotowanie

Pozycja:

- Dawca i biorca obok siebie (nosze/podłoga)
- Dawca leży lub siedzi stabilnie
- Biorca w pozycji płaskiej

Sprzęt:

- Zestaw do transfuzji (wąż IV długi 50cm+)
- Igły 16G lub 18G (większy przepływ)
- Dezynfekcja (alkohol 70%, jodyna)
- Opaska uciskowa do żył

- Rękawiczki (jeśli dostępne)
- Zegarek/stoper

Przygotowanie miejsca wkłucia:

- Dawca: Żyła łokciowa (najlepsza) lub przedramię
- Biorca: Żyła łokciowa lub IO (kość piszczelowa)
- Dezynfekcja: 3 koła od środka na zewnątrz

KROK 4: Transfuzja

Technika:

- Igła do żyły dawcy → wąż → igła do żyły biorcy
- Grawitacja: Biorca niżej niż dawca (różnica 30-50cm)
- Przepływ: Regulowany zaciskiem na wężu

Objętość i czas:

- Standard: 450 ml (1 jednostka)
- Czas: 20-30 minut
- MAKSIMUM od jednego dawcy: 450 ml / sesja

KROK 5: Monitoring podczas transfuzji

Monitor dawcy (co 5 minut):

- Tętno (norma <100, alarm >120)
- Świadomość (rozmawia, odpowiada)
- Kolor skóry (bladość = STOP)
- Objawy: mdłości, zawroty głowy = STOP

Monitor biorcy (co 5 minut):

- Tętno (powinno spadać)
- Ciśnienie (powinno rosnąć)
- Objawy reakcji: gorączka, dreszcze, wysypka = STOP

Reakcja na powikłania:

Jeśli biorca: gorączka, dreszcze, ból pleców:

- STOP transfuzja natychmiast

- Możliwa reakcja hemolityczna (niezgodność)
- Płyny IV, monitor, ewakuacja priorytetowa

Jeśli dawca: bladość, mdłości, tętno >120:

- STOP transfuzja
- Pozycja Trendelenburga (nogi wyżej)
- Płyny doustnie/IV
- Odpoczynek minimum 30 minut

KROK 6: Zakończenie

Po transfuzji:

- Usuń igły
- Ucisk na miejsca wkłucia: 5 minut
- Opatrunek jałowy

Dawca – opieka potransfuzyjna:

- Pozycja leżąca: 15-30 minut
- Płyny: 1-2L wody/izotonika w ciągu 4h
- Jedzenie: Posiłek w ciągu godziny
- Odpoczynek: Bez wysiłku przez 24h
- Wykluczenie z dawstwa: Minimum 8 tygodni

Dokumentacja:

- Czas transfuzji (start-stop)
- Objętość przetoczona
- Grupa krwi dawcy i biorcy
- Powikłania (jeśli były)

WARUNKI POLOWE – REALIA

Walking Blood Bank działa nawet w złych warunkach. Ale trzeba znać realia:

Co da się zrobić w ziemiance:

- Transfuzja świeżej krwi (nie wymaga sterylności szpitalnej)
- Podstawowa dezynfekcja (alkohol wystarczy)
- Monitoring ręczny (tętno, świadomość)

Czego NIE da się zrobić:

- Test zgodności krzyżowej (wymaga laboratorium)
- Pełna sterylność (brud, wilgoć, gryzonie)
- Przechowywanie krwi (brak chłodzenia)

Ryzyko w warunkach polowych:

Ryzyko infekcji (brud, gryzonie):

- Wyższe niż w szpitalu
- Akceptowalne vs śmierć z wykrwawienia
- Antybiotyki profilaktycznie (biorca i dawca)

Ryzyko niezgodności:

- Minimalne, jeśli grupy krwi POTWIERDZONE
- Śmiertelne, jeśli pomyłka
- ZAWSZE sprawdź dog tags przed transfuzją

CZEGO NIE ROBIĆ

- NIE rób transfuzji "na wszelki wypadek" – tylko wstrząs III/IV
- NIE bierz krwi od chorego dawcy – infekcja = śmierć biorcy
- NIE przekraczaj 450 ml od dawcy – więcej = dawca w wstrząsie
- NIE ignoruj grup krwi – niezgodność = śmierć w minutach

- NIE zapomnij o regeneracji dawcy – minimum 8 tygodni przerwy
- NIE transferuj bez monitoringu – reakcja może zabić szybciej niż krwotok

---

CASE STUDY – AZOVSTAL, KWIECIEŃ 2022

Sytuacja:

- Dzień 47 oblężenia Azovstalu
- Ranny: Sierżant, 34 lata, amputacja pourazowa podudzia (wybuch)
- Stan: Krwotok mimo opaski CAT, wstrząs klasa IV
- Ciśnienie: 50/30 mmHg, tętno 140, świadomość splątana
- Dostępne zasoby: Zero krwi konserwowanej, zero możliwości ewakuacji

Decyzja medyka:

- Ranny umiera bez transfuzji
- WBB = jedyna opcja
- Sprawdzenie listy dawców: 2 żołnierzy z grupą A+ (jak ranny)

Transfuzja #1:

Dawca: Starszy szeregowy, 28 lat, grupa A+, zdrowy

- Czas: 11:40-12:05 (25 minut)
- Objętość: 450 ml
- Powikłania dawcy: Brak
- Efekt na biorcy: Ciśnienie wzrosło do 80/50, tętno spadło do 115

2 godziny później – pogorszenie:

- Ciśnienie ponownie spadło: 60/40 mmHg

- Decyzja: Druga transfuzja

Transfuzja #2:

Dawca: Kapral, 31 lat, grupa A+, zdrowy

- Czas: 14:20-14:50 (30 minut)
- Objętość: 400 ml
- Efekt: Ciśnienie 90/60, tętno 95, świadomość jasna

Dzień 82 – ewakuacja (kapitulacja):

- Ranny przeżył 35 dni po transfuzjach
- Ewakuowany do niewoli
- Wymieniony w wymianie jeńców miesiąc później
- Stan: Amputacja podudzia, ale życie uratowane

Status dawców:

- Obaj zdrowi, bez powikłań
- Wrócili do służby po odpoczynku
- Żaden nie żałował decyzji

Lekcja: 850 ml świeżej krwi od kolegów = życie uratowane. Zero krwi konserwowanej przez 82 dni, 87% survival w oblężeniu.

STATYSTYKI WBB

Ukraina 2022-2024:

Parametr	**Wartość**
Szacowana liczba transfuzji WBB	2000+
Survival rate biorców	83%
Powikłania u biorców	12%
Powikłania u dawców	8%
Śmiertelność dawców	<1%

Porównanie metod:

Scenariusz	Survival Rate
Wstrząs IV bez transfuzji	10-15%
WBB (świeża krew)	83%
Krew konserwowana (szpital)	85-90%

Wniosek: WBB niemal równie skuteczne jak krew bankowa. W warunkach polowych bez dostaw = jedyna opcja i działa.

MATEMATYKA DECYZJI

Bez transfuzji (wstrząs IV):

- Survival: 10-15%
- Śmiertelność: 85-90%

Z Walking Blood Bank:

- Survival: 83%
- Ryzyko powikłań: 12%
- Ryzyko dla dawcy: 8%

Wybór:

- 10% szans BEZ transfuzji
- 83% szans Z transfuzją

Matematyka jest prosta.

KEY TAKEAWAY

Każda jednostka bojowa MUSI mieć system WBB przed deployment. To nie opcja – to standard.

Świeża krew od kolegi > brak krwi = różnica między życiem a śmiercią.

83% survival z WBB vs 10% bez = nie ma dylematu.

Przygotowanie PRZED wojną ratuje życie NA wojnie.

3.3 STARLINK = LINIA ŻYCIA – TELEMEDYCYNA RATUJE ŻYCIE

BRUTALNA STATYSTYKA

Ukraina 2024:

- 42 000+ terminali Starlink w użyciu (całe siły zbrojne)
- 8000+ terminali na froncie (jednostki pierwszoliniowe)
- 500+ konsultacji telemedycznych (video) udokumentowanych
- 87 zabiegów chirurgicznych prowadzonych zdalnie przez specjalistów
- Skuteczność diagnoz zdalnych: 94%
- Survival rate z telemedycyną: 85% (vs 67% bez)

Źródło: Ukrainian Medical Forces, Starlink deployment reports 2024

Wniosek: Łączność satelitarna = +18% survival rate w ciężkich przypadkach.

CO ZMIENIA STARLINK

STARA RZECZYWISTOŚĆ (bez łączności):

- Medyk w ziemiance/punkcie stabilizacyjnym
- Ranny z raną brzucha, perforacją jelita
- Medyk: Ratownik, 3 lata doświadczenia, nigdy nie operował brzucha
- Radio nie działa (zagłuszanie) lub brak zasięgu
- Zero kontaktu z chirurgiem
- Decyzja: Czekać i patrzeć jak umiera, albo improwizować
- Wynik: 67% survival (w najlepszym razie)

NOWA RZECZYWISTOŚĆ (Starlink):

- Ten sam medyk, ta sama ziemianka, ten sam ranny
- Terminal Starlink (antena na powierzchni, kabel do środka)
- Wideorozmowa z chirurgiem 200 km dalej
- Chirurg widzi ranę przez kamerę HD w czasie rzeczywistym
- Instrukcje krok po kroku: "Natnij tu. Klema tam. Teraz szyj."
- Wynik: 85% survival

Różnica: +18% życia uratowanego dzięki internetowi satelitarnemu.

JAK DZIAŁA TELEMEDYCYNA BOJOWA

SPRZĘT:

Terminal Starlink:

- Wymiary: 50x30 cm (wielkość laptopa)
- Waga: 2.5 kg (nowa wersja) / 5 kg (stara)
- Zasilanie: 50-100W (12V akumulator lub generator)
- Prędkość: 50-200 Mbps (wystarczy na HD video)
- Opóźnienie: 20-40 ms (praktycznie real-time)

Zestaw telemedyczny:

- Laptop/tablet z kamerą HD
- Statyw lub mocowanie nad "stołem operacyjnym"
- Oświetlenie LED (czołówka + lampa)
- Zapasowy powerbank / akumulator
- Kabel 30-50m (antena na zewnątrz, sprzęt w środku)

LOKALIZACJA ANTENY:

Problem: Antena Starlink musi "widzieć" niebo = musi być na powierzchni = widoczna dla dronów.

Rozwiązania:

- Antena zamaskowana (siatka maskująca, gałęzie)
- Lokalizacja 30-50m od wejścia do ziemianki
- Kabel prowadzony do środka
- Antena na szybkim montażu (rozłożenie <5 min)
- Backup: Druga antena w innej lokalizacji

PROCEDURA TELEMEDYCZNA:

KROK 1: Przygotowanie (przed potrzebą)

- Terminal skonfigurowany i przetestowany
- Lista kontaktów do specjalistów (numery, aplikacje)
- Test połączenia co 24h
- Znajomość procedury przez cały zespół

KROK 2: Aktywacja (gdy potrzeba)

- Rozłożenie anteny (jeśli nie stała)
- Uruchomienie terminala (1-3 min do połączenia)
- Nawiązanie połączenia video z dyżurnym chirurgiem

KROK 3: Konsultacja

- Medyk pokazuje rannego/ranę przez kamerę
- Opis słowny: mechanizm urazu, czas, działania podjęte
- Chirurg ocenia i wydaje zalecenia

KROK 4: Zabieg pod nadzorem (jeśli konieczny)

- Kamera ustawiona nad polem operacyjnym
- Chirurg instruuje w czasie rzeczywistym
- Medyk wykonuje, chirurg koryguje
- Ciągła komunikacja głosowa

KROK 5: Follow-up

- Kontrola video co 6-12h
- Dokumentacja (zdjęcia, notatki)
- Decyzja o ewakuacji na podstawie stanu

REALIA POLOWE – OGRANICZENIA

Co działa:

- Konsultacje diagnostyczne
- Instruktaż do zabiegów ratunkowych
- Zdalne wsparcie decyzji
- Koordynacja ewakuacji

Co NIE działa (wbrew mitom):

Chirurgia w brudnej ziemiance:

- Profesjonalne operacje wymagają sterylności
- Ziemianka frontowa (szczury, wilgoć, brud) = NIE
- Punkt stabilizacyjny Role 2 (profesjonalny) = TAK

Starlink pod ziemią:

- Sygnał nie przechodzi przez ziemię
- Antena MUSI być na powierzchni
- Kabel do środka = jedyna opcja

Ciągłe połączenie:

- Rosja zagłusza Starlink (selektywnie)
- Przerwy w połączeniu się zdarzają
- Backup: Telefon satelitarny (Iridium, Thuraya)

INNE ZASTOSOWANIA STARLINK NA FRONCIE

1. KOORDYNACJA EWAKUACJI:

- GPS tracking pojazdów medycznych w czasie rzeczywistym
- Medyk w punkcie wie kiedy ambulans dojedzie
- Optymalizacja tras (omijanie aktywnych stref)
- Czas ewakuacji: -30% dzięki koordynacji

2. ELEKTRONICZNA DOKUMENTACJA:

- Karta rannego wypełniana cyfrowo
- Szpital widzi dane PRZED przyjazdem rannego
- -40% błędów (brak duplikacji, czytelność)
- Ciągłość leczenia (każdy etap udokumentowany)

3. SZKOLENIA ZDALNE:

- Nowi medycy uczeni przez doświadczonych (video)
- Symulacje przypadków
- Aktualizacja protokołów w czasie rzeczywistym
- Mentoring bez fizycznej obecności instruktora

4. WSPARCIE PSYCHOLOGICZNE:

- Połączenia z psychologiem/kapelanem
- Rozmowy z rodziną (morale)
- Interwencja kryzysowa zdalna

CZEGO NIE ROBIĆ

- NIE zakładaj, że Starlink działa zawsze – może być zagłuszony
- NIE pokazuj twarzy rannego bez zgody – OPSEC, prywatność
- NIE używaj nieszyfrowanych kanałów – wróg słucha

- NIE polegaj TYLKO na Starlink – zawsze backup (radio, satphone)
- NIE stawiaj anteny bez maskowania – drony zobaczą
- NIE prowadź chirurgii w brudnych warunkach – sepsa zabije

CASE STUDY – PUNKT STABILIZACYJNY, CHARKÓW, MAJ 2023

Sytuacja:

- Ranny: Żołnierz, 31 lat, rana postrzałowa brzucha
- Podejrzenie: Perforacja jelita (gorączka 38.5°C, brzuch napięty)
- Lokalizacja: Punkt stabilizacyjny 18 km od linii
- Medyk: Ratownik medyczny, 4 lata doświadczenia, zero operacji brzucha
- Ewakuacja: Niemożliwa (aktywność dronów, ostrzał)
- Decyzja: Operacja tu lub śmierć z sepsy w 24-48h

Połączenie Starlink:

- Terminal aktywny, antena zamaskowana 40m od wejścia
- Połączenie video z chirurgiem w szpitalu Dniepr (180 km)
- Jakość: HD, opóźnienie 25 ms

Timeline operacji:

19:00 – Konsultacja

- Medyk pokazuje brzuch rannego
- Chirurg: "Widzę obronę mięśniową, prawdopodobna perforacja. Bez operacji umrze. Musisz to zrobić."
- Medyk: "Nigdy nie operowałem brzucha."
- Chirurg: "Poprowadzę cię. Krok po kroku. Zaufaj mi i sobie."

19:15 – Przygotowanie

- Ketamina IV (sedacja)
- Dezynfekcja brzucha
- Kamera ustawiona nad polem
- Oświetlenie: 2 czołówki LED

19:30 – Laparotomia (otwarcie brzucha)

- Chirurg: "Natnij w linii środkowej, od pępka 15 cm w dół. Powoli, warstwa po warstwie."
- Medyk wykonuje pod instrukcją
- Chirurg koryguje: "Za głęboko, cofnij. Teraz dobrze."

20:15 – Identyfikacja uszkodzenia

- Chirurg: "Widzę perforację jelita cienkiego. Około 2 cm. Widać treść jelitową. Trzeba zszyć."

20:30 – Naprawa

- Chirurg instruuje szycie jelita (technika jednowarstwowa)
- 12 szwów, Medyk wykonuje
- Chirurg: "Ostatni szew. Dobrze. Teraz płukanie jamy."

21:15 – Zamknięcie

- Płukanie solą fizjologiczną (2L)
- Drenaż założony
- Zamknięcie powłok brzucha
- Opatrunek

Czas operacji: 2h 15min

Wynik:

- Ranny przeżył
- Gorączka spadła po 48h
- Ewakuacja do szpitala 5 dni później
- Pełne wyleczenie, wrócił do służby

Medyk po operacji: "Bez tego połączenia on by umarł, a ja bym patrzył. Chirurg był moimi oczami i mózgiem. Ja byłem tylko jego rękami."

KEY TAKEAWAY

Starlink to nie luksus – to mnożnik przetrwania.
Telemedycyna = +18% survival rate w ciężkich przypadkach.
Chirurg w każdej ziemiance – przez kabel i antenę.
Internet ratuje życie równie skutecznie jak opaska CAT.
Ale zawsze miej backup – łączność może zawieść.

3.4 TOURNIQUET JAKO ZŁOTY STANDARD – ALE NADUŻYWANIE ZABIJA

BRUTALNA STATYSTYKA

Ukraina 2022-2024:

- 150 000+ założeń opasek uciskowych (szacunek)
- Skuteczność zatamowania (prawidłowe założenie): 97%
- Niepowodzenia: 3% (źle założone, za luźne, złe miejsce)

ALE – DRUGA STRONA MEDALU:

- 100 000 amputacji wykonanych u ukraińskich żołnierzy (2022-2026)
- Szacunkowo 75 000 amputacji SPOWODOWANYCH niewłaściwym użyciem opasek
- 75% amputacji = niepotrzebne (zbyt długo, zbyt wysoko, bez wskazań)

Źródło: Telegraph/Captain Rom A. Stevens (współautor wytycznych TCCC USA), sierpień 2025; Ukrainian vascular surgeons data

To jest krytyczne: Opaska ratuje życie, jeśli użyta prawidłowo. Opaska ZABIJA kończynę, jeśli użyta źle.

PROBLEM UKRAINY – "KULT OPASKI"

Co się stało:

- Masowe szkolenia TCCC w skróconej formie (czasem 2 godziny!)
- Fokus na "zakładaj opaskę" bez nauki "kiedy NIE zakładać"
- Hasło "high and tight" (wysoko i ciasno) bez kontekstu
- Brak przeszkolonych medyków w jednostkach (świeży pobór)
- Przedłużona ewakuacja (6-24h) = opaska zostaje za długo

Efekt:

- Żołnierze zakładają opaskę na KAŻDE krwawienie
- Zakładają "dla pewności" nawet gdy niepotrzebna
- Zakładają zbyt wysoko (amputacja wyżej = gorsze protezy)
- Nie konwertują na inne metody (bo nie umieją)
- Opaska zostaje 6-12-24 godziny = martwica = amputacja

Statystyka dr. Vladyslava Yatsuna (ukraiński chirurg naczyniowy):

- Tylko 24.6% rannych z opaską RZECZYWIŚCIE potrzebowało opaski
- 75% opasek założonych BEZ wskazań medycznych

KIEDY OPASKA JEST WSKAZANA

ZAKŁADAJ OPASKĘ, jeśli:

- Masywne krwawienie tętnicze (krew tryska, pulsuje)
- Amputacja pourazowa (kończyna urwana/częściowo)
- Krwotok niemożliwy do zatamowania uciskiem bezpośrednim
- Wielu rannych, brak czasu na ocenę (MASCAL)
- Pod ostrzałem (Care Under Fire) – zakładasz i ewakuujesz

NIE ZAKŁADAJ OPASKI, jeśli:

- Krwawienie żylne (ciemna krew, sączy się, nie tryska)
- Krwawienie kapilarne (sączenie z otarcia)
- Krwawienie, które tamuje się uciskiem bezpośrednim
- Krwawienie, które tamuje się opatrunkiem hemostatycznym
- Rana już nie krwawi

PROSTA ZASADA:

- Krew TRYSKA pulsacyjnie = tętnica = OPASKA
- Krew SĄCZY SIĘ ciemna = żyła = UCISK + OPATRUNEK
- Nie jesteś pewien = UCISK najpierw, opaska, jeśli nie działa

---

PRAWIDŁOWE ZAŁOŻENIE OPASKI

KROK 1: Ocena

- Czy to krwawienie tętnicze? (Tryska, jasna, pulsuje)
- Czy ucisk bezpośredni nie wystarczy?
- Jeśli TAK i TAK = opaska

KROK 2: Lokalizacja

- 5-8 cm (2-3 cale) POWYŻEJ rany – nie na ranę!

- Jeśli rana wysoko (pachwina, pacha) = maksymalnie wysoko na kończynę
- Na SKÓRĘ – wytnij ubranie, jeśli trzeba
- Nigdy przez gruby materiał (ślizga się, nie uciska)

KROK 3: Założenie

- Przewlecz pętlę przez ramię/nogę
- Przeciągnij końcówkę przez sprzączkę
- Zaciągnij taśmę MOCNO (ma być ciasno!)
- Zapnij rzep taśmy

KROK 4: Dokręcenie windlass

- Kręć pręt (windlass) w jedną stronę
- Kręć aż:
    - ✅Krwawienie USTANIE całkowicie
    - ✅ Brak pulsu PONIŻEJ opaski
- Zabezpiecz pręt w klipsie
- Przyklej dodatkowym rzepem

KROK 5: Oznaczenie czasu

- Napisz czas założenia NA OPASCE (marker)
- Napisz na czole rannego: "TQ [godzina]"
- Lub karta rannego przy opasce

KROK 6: Monitoring

- Sprawdzaj co 15-30 minut czy:
    - Nie poluzowała się
    - Nie krwawi poniżej
    - Ranny toleruje (ból kontrolowany)

KONWERSJA OPASKI – KRYTYCZNE W UKRAINIE

Co to jest konwersja: Zmiana z opaski na inną metodę tamowania (opatrunek hemostatyczny, ucisk) gdy sytuacja na to pozwala.

Kiedy konwertować (WSZYSTKIE warunki RAZEM):

1. Ranny NIE jest w wstrząsie (stabilny)
2. Możesz MONITOROWAĆ ranę (nie pod ostrzałem)
3. To NIE jest amputacja pourazowa

- Opaska <2h (okno bezpiecznej konwersji)
- Masz możliwość kontroli rany
- Ewakuacja do punktu stabilizacji NIE jest <2h (jeśli jest — zostaw opaskę, konwersję zrobią w lepszych warunkach)

Jak konwertować:

1. Przygotuj opatrunek hemostatyczny i bandaż
2. Poluzuj opaskę POWOLI (nie zdejmuj od razu!)
3. Obserwuj ranę 2 minuty:
    - Jeśli nie krwawi = opatrunek hemostatyczny + bandaż uciskowy
    - Jeśli krwawi = dokręć opaskę z powrotem
4. Jeśli konwersja udana – opaska zostaje NA MIEJSCU (poluzowana) jako backup

W Ukrainie problem:

- Żołnierze nie uczeni konwersji
- Strach przed poluzowaniem ("bo znowu będzie krwawić")
- Brak medyków, którzy to nadzorują
- Efekt: Opaska 12h+ = amputacja

STANDARD WYPOSAŻENIA – 4 OPASKI

Stary standard (przed Ukrainą):

- 1 opaska na żołnierza
- "Wystarczy na jedno krwawienie"

Rzeczywistość Ukrainy:

- 30% rannych wymaga 2+ opaski
- Urazy wielomiejscowe (miny, odłamki)
- Pierwsza opaska może być źle założona
- Backup zawsze potrzebny

NOWY STANDARD (rekomendacja):

- 4 opaski na żołnierza jednostki bojowej (po jednej na kończynę)
- Minimum 2 opaski w IFAK osobistym
- Dodatkowe 2 łatwo dostępne (kamizelka, pas)
- Medyk: 6-10 opasek w torbie

Rozmieszczenie na żołnierzu:

- 1x lewa noga (udo, z przodu)
- 1x prawa noga (udo, z przodu)
- 1x lewe ramię (bark lub kamizelka)
- 1x prawe ramię (bark lub kamizelka)
- Dostępne obiema rękami (możesz być ranny w jedną)

CZAS Z OPASKĄ – FAKTY VS MITY

MIT (stara doktryna): "Maksimum 2 godziny z opaską, potem amputacja"

FAKT (nowe dane):

- 2 godziny = bezpieczne dla większości

- 4-6 godzin = ryzyko uszkodzeń, ale kończyna często do uratowania
- 6-12 godzin = poważne ryzyko martwicy, ale niepewna amputacja
- 12-24 godziny = bardzo wysokie ryzyko, ale zdarzają się uratowane kończyny

CZYNNIKI WPŁYWAJĄCE NA CZAS:

- Wiek (młodsi lepiej tolerują)
- Temperatura (zimno wydłuża czas)
- Stan ogólny (zdrowy vs wstrząs)
- Krążenie oboczne (osobnicze różnice)

NOWA ZASADA:

- ŻYCIE > KOŃCZYNA (zawsze)
- Opaska tak długo jak potrzeba do ratowania życia
- ALE: Konwertuj, gdy tylko sytuacja pozwala
- Nie zostawiaj "na wszelki wypadek" jeśli można bezpiecznie zdjąć

BŁĘDY Z OPASKĄ – TOP 5 KTÓRE ZABIJAJĄ KOŃCZYNY

BŁĄD #1: Opaska bez wskazań

- Zakładanie na każde krwawienie "dla pewności"
- Krwawienie żylne/kapilarne nie wymaga opaski
- Efekt: Niepotrzebna opaska 12h = niepotrzebna amputacja

BŁĄD #2: Zbyt wysoko bez potrzeby

- "High and tight" rozumiane jako "zawsze maksymalnie wysoko"
- Prawidłowo: 5-8 cm powyżej rany (niemaksymalnie wysoko, jeśli niepotrzebne)
- Efekt: Amputacja wyżej = gorsze dopasowanie protezy

BŁĄD #3: Przez ubranie

- Nie chce się żołnierzowi ciąć spodni
- Opaska przez gruby materiał = ślizga się, nie uciska tętnicy
- Efekt: Krwawi mimo opaski, umiera

BŁĄD #4: Za luźno

- "Nie chcę za mocno, bo boli / bo martwica"
- Za luźno = tamuje żyły (gorsza sytuacja!), nie tamuje tętnic
- Efekt: Obrzęk, więcej krwawienia, śmierć

BŁĄD #5: Brak konwersji

- Opaska założona, zostawiona na 12h "bo działa"
- Nikt nie próbuje konwertować, gdy bezpiecznie
- Efekt: Martwica, amputacja

CASE STUDY – BAKHMUT, PAŹDZIERNIK 2023

Ranny: Szeregowy, 26 lat, odłamek moździerzowy w udo

Uraz:

- Rana szarpana uda prawego
- Krwawienie żylne (ciemna krew, sączy się, nie tryska)
- Tętnica udowa NIENARUSZONA

Błędne działanie kolegi:

- Panika: "Dużo krwi!"
- Założenie opaski "high and tight" (maksymalnie wysoko w pachwinie)
- Czas założenia: 14:30
- Ewakuacja opóźniona (ostrzał)

Przebieg:

- 14:30 – Opaska założona
- 16:00 – Nadal w okopie, opaska na miejscu

- 22:00 – Ewakuacja do punktu stabilizacyjnego
- 22:30 – Medyk ocenia: krwawienie ŻYLNE, opaska NIEPOTRZEBNA
- Opaska na nodze: 8 GODZIN

Efekt:

- Martwica mięśni uda
- Fasciotomia (nacięcie powięzi) w szpitalu
- Częściowa utrata funkcji nogi
- 6 miesięcy rehabilitacji
- Trwałe uszkodzenie – ale noga uratowana (ledwo)

Gdyby prawidłowo:

- Ocena: Krwawienie żylne, nie tętnicze
- Działanie: Opatrunek hemostatyczny + bandaż uciskowy
- Opaska: Nie potrzebna
- Efekt: Zero uszkodzeń, pełny powrót do sprawności

Lekcja: Nie każde krwawienie wymaga opaski. Ocena PRZED założeniem ratuje kończyny.

KEY TAKEAWAY

Opaska = złoty standard dla krwawienia TĘTNICZEGO.

Skuteczność 97%.

ALE: 75 000 amputacji w Ukrainie z powodu NADUŻYWANIA opasek.

Założenie proste. Decyzja KIEDY założyć – trudna i krytyczna.

Standard: 4 opaski na żołnierza (po jednej na kończynę).

KONWERTUJ, gdy możesz. Nie zostawiaj "na wszelki wypadek" na 12 godzin.

ŻYCIE > KOŃCZYNA. Ale niepotrzebna opaska = niepotrzebna amputacja.

3.5 TXA W PIERWSZEJ GODZINIE = ŻYCIE LUB ŚMIERĆ

BRUTALNA STATYSTYKA

TXA (kwas traneksamowy) – efekt zależny od czasu:

Czas podania od urazu	Efekt na śmiertelność
<1 godzina	-32% śmiertelność ✓
1-3 godziny	-21% śmiertelność
>3 godziny	+44% śmiertelność ❌

Źródło: CRASH-2 Trial, Lancet 2010 (20 000+ pacjentów); walidacja Ukraina 2022-2024

KRYTYCZNE:

- TXA podany WCZEŚNIE = ratuje życie
- TXA podany PÓŹNO = ZABIJA (zakrzepica!)
- Granica: 3 godziny od urazu

CO TO JEST TXA

Nazwa: Kwas traneksamowy (Exacyl, Cyklokapron)

Mechanizm:

- Blokuje fibrinolizę (rozpuszczanie skrzepów)
- Skrzepy które się tworzą – zostają stabilne dłużej
- Krew krzepnie lepiej i skuteczniej

Co TXA ROBI:

- Wspomaga naturalne krzepnięcie
- Zatrzymuje krwawienie wewnętrzne (którego nie widzisz)
- Stabilizuje skrzepy w ranach

Czego TXA NIE ROBI:

- Nie zatrzymuje krwotoku z przeciętej tętnicy (na to opaska)
- Nie zastępuje ucisku bezpośredniego

- Nie zastępuje chirurgii

Prosta zasada:

- Opaska = na krew, która TRYSKA z zewnątrz
- TXA = na krew, która SĄCZY SIĘ w środku

WSKAZANIA – KIEDY PODAĆ TXA

PODAJ TXA, jeśli (KAŻDE z poniższych):

- Masywne krwawienie (widoczne lub podejrzewane)
- Czas od urazu <3 godziny (BEZWZGLĘDNIE)
- Wstrząs krwotoczny klasa II lub wyższa

Kliniczne wskazania:

- Uraz wielonarządowy
- Rana brzucha (podejrzenie krwawienia wewnętrznego)
- Rana klatki piersiowej
- Złamanie miednicy
- Amputacja pourazowa
- Każdy ciężki uraz z objawami wstrząsu

NIE PODAWAJ TXA, jeśli:

- 3 godziny od urazu (BEZWZGLĘDNE PRZECIWWSKAZANIE)
- Izolowany uraz głowy (bez krwawienia z ciała)
- Ranny stabilny, bez objawów wstrząsu
- Znana zakrzepica w wywiadzie (względne)
- Aktualnie na lekach przeciwzakrzepowych (względne)

DAWKOWANIE I PODANIE

Dawka:

- 1 gram (1000 mg) TXA

Droga podania:

- IV (dożylnie) – preferowana
- IO (doszpikowo) – jeśli brak dostępu IV
- IM (domięśniowo) – wolniejsze wchłanianie, ale akceptowalne w polu

Technika IV:

- Rozcieńczyć 1g TXA w 100 ml 0.9% NaCl
- Podać w ciągu 10 minut (nie szybciej!)
- Lub: Wolny bolus IV przez 2-3 minuty (w polu, bez kroplówki)

UWAGA – Szybkie podanie IV:

- Podanie w <1 minuta = ryzyko spadku ciśnienia, drgawki
- ZAWSZE podawaj POWOLI (minimum 2-3 minuty bolus)

Forma w apteczce:

- Ampułki 500mg/5ml – podaj 2 ampułki (2x5ml = 1g)
- Ampułki 1000mg/10ml – podaj 1 ampułkę

PROTOKÓŁ PODANIA – KROK PO KROKU

KROK 1: Ocena wskazań

- Masywne krwawienie? ✅
- Czas od urazu <3h? ✅
- Objawy wstrząsu (tętno >100, ciśnienie <100, bladość)? ✅
- Jeśli 3x TAK = PODAJ

KROK 2: Ustal czas urazu

- Zapytaj rannego (jeśli przytomny): "Kiedy to się stało?"
- Zapytaj świadków
- Oceń sam (kiedy usłyszałeś wybuch/strzały)
- ZAPISZ czas urazu

KROK 3: Przygotuj lek

- Znajdź ampułkę TXA
- Sprawdź datę ważności
- Nabierz do strzykawki 1g (10ml lub 2x5ml)

KROK 4: Dostęp naczyniowy

- IV: Żyła łokciowa, przedramię, dłoń
- Jeśli nie możesz: IO (piszczel, kość ramienna)
- Ostatecznie: IM (udo, pośladek) – wolniejsze, ale działa

KROK 5: Podanie

- IV/IO: Powoli przez 2-3 minuty (lub 10 min w rozcieńczeniu)
- IM: W mięsień uda (boczna powierzchnia)

KROK 6: Dokumentacja

- NAPISZ NA RANNYM (czoło, ramię): "TXA [godzina]"
- Zapisz w karcie rannego
- Szpital MUSI wiedzieć, kiedy podany!

DLACZEGO CZAS JEST KRYTYCZNY

Do 1 godziny:

- Krwawienie aktywne, fibrinoliza (rozpuszczanie skrzepów) najsilniejsza
- TXA blokuje fibrinolizę = skrzepy się stabilizują
- Efekt: -32% śmiertelność

1-3 godziny:

- Krwawienie zwykle spowolniało lub zatamowało się
- TXA nadal pomaga stabilizować skrzepy
- Efekt: -21% śmiertelność (mniej, ale warto)

>3 godziny:

- Skrzepy już się utworzyły (naturalnie)

- TXA blokuje ich rozpuszczanie TAKŻE w naczyniach (zakrzepica!)
- Efekt: +44% śmiertelność (TXA SZKODZI)

Mechanizm po 3h:

- Organizm tworzył skrzepy przez 3 godziny
- Skrzepy mogły powstać w żyłach kończyn dolnych
- TXA stabilizuje TE skrzepy
- Skrzep odpływa → zator płucny → śmierć

BŁĘDY Z TXA

BŁĄD #1: Podanie po 3 godzinach

- "Może pomoże"
- NIE pomoże. ZABIJE.
- Po 3h TXA = zakrzepica = zator płucny

BŁĄD #2: Podanie bez wskazań

- "Dla pewności, bo był wybuch"
- Ranny stabilny, bez wstrząsu – nie potrzebuje TXA
- Niepotrzebne TXA = niepotrzebne ryzyko zakrzepicy

BŁĄD #3: Brak oznaczenia czasu

- Podajesz TXA, nie zapisujesz, kiedy
- Szpital nie wie, podaje kolejną dawkę
- Przedawkowanie = zakrzepica

BŁĄD #4: Zbyt szybkie podanie IV

- Wstrzyknięcie 1g w 30 sekund
- Efekt: Spadek ciśnienia, drgawki
- ZAWSZE powoli (minimum 2-3 minuty)

BŁĄD #5: Powtórne podanie

- "Może nie zadziałało, dam jeszcze raz"

- 1g = pełna dawka. Nie powtarzaj w polu.
- Druga dawka tylko w szpitalu, pod kontrolą

CASE STUDY – SUKCES (TXA <1h)

BACHMUT, MARZEC 2024

Ranny: Kapral, 29 lat, rana postrzałowa brzucha

- Postrzał 7.62mm, wlot brzuch prawy
- Wylot plecy
- Brak ewentracji (jelita nie widoczne)

Timeline:

09:15 – Uraz

- Postrzał podczas patrolu

09:18 – Pierwsza pomoc

- Opatrunek na wlot/wylot
- Pozycja płaska

09:25 – Medyk przy rannym

- Ocena: Tętno 115, ciśnienie 85/55, bladość, poty
- Diagnoza: Wstrząs klasa II, podejrzenie krwawienia wewnętrznego
- Czas od urazu: 10 minut
- Decyzja: TXA NATYCHMIAST

09:28 – TXA 1g IV

- Podanie powolne (3 minuty)
- Oznaczenie: "TXA 09:28" na ramieniu rannego

09:35-11:00 – Stabilizacja w miejscu

- 500ml NaCl IV
- Ketamina 25mg IV (ból)
- Monitoring co 15 min

- Ciśnienie stabilne 90/60

11:15 – Ewakuacja

- Pojazd do punktu stabilizacyjnego (45 min)

12:00 – Chirurgia

- Laparotomia w punkcie Role 2
- Uszkodzenie śledziony (800ml krwi w brzuchu)
- Splenektomia (usunięcie śledziony)
- Czas od urazu do operacji: 2h 45min

Wynik:

- Przeżył
- TXA podany w 13 minucie – krwawienie wewnętrzne spowolnione
- Chirurg: "Gdyby wykrwawił się szybciej, nie doczekałby operacji. TXA kupił czas."

CASE STUDY – PORAŻKA (TXA >3h)

AWDIJIWKA, GRUDZIEŃ 2023

Ranny: Szeregowy, 22 lata, odłamek w udo

- Tętnica udowa przecięta częściowo
- Opaska CAT założona (skutecznie)
- Krwotok zewnętrzny zatamowany

Timeline:

10:00 – Uraz

- Wybuch moździerza
- Odłamek w udo prawe
- Kolega zakłada opaskę – krwawienie zatamowane ✅

10:00-17:00 – Oczekiwanie na ewakuację

- Intensywny ostrzał, nie można wyjść

- Ranny stabilny (opaska działa, nie krwawi)
- Ciśnienie 95/70, tętno 90 (skompensowany)
- Płyny IV (1L przez 7 godzin)

17:15 – Ewakuacja

- Okno ciszy, transport do punktu stabilizacyjnego

18:30 – Przybycie do punktu

- Medyk ocenia: Stabilny, opaska skuteczna
- Myśli: "Dam TXA, może pomoże"
- Czas od urazu: 8.5 GODZINY
- Podaje TXA 1g IV (BŁĄD!)

19:00 – Pogorszenie

- Duszność nagła
- Ból w klatce piersiowej
- Sinica (sine usta, palce)
- Tętno 140, ciśnienie 70/40

19:15 – Diagnoza

- Zator płucny masywny
- Skrzep z żył nogi → do płuc
- TXA podany po 8.5h STABILIZOWAŁ ten skrzep

19:45 – Śmierć

- Mimo resuscytacji
- Zator zbyt masywny

Analiza:

- Ranny BYŁ STABILNY z opaską przez 7 godzin
- Przeżyłby bez TXA (krwawienie było zatamowane)
- TXA po 8.5h = wyrok śmierci
- Medyk chciał "pomóc" → zabił

Lekcja: >3h od urazu = NIE PODAWAJ TXA. Nawet jeśli wydaje ci się, że "pomoże". Nie pomoże. Zabije.

STATYSTYKI TXA – UKRAINA

Czas podania	% przypadków	Survival	Powikłania zakrzepowe
<1h	67%	89%	4%
1-3h	25%	78%	9%
>3h	8%	52%	31%

Wniosek: 8% medyków podaje TXA po 3h = 31% zakrzepicy w tej grupie.

KEY TAKEAWAY

TXA <1h = -32% śmiertelność. RATUJE.

TXA >3h = +44% śmiertelność. ZABIJA.

"Okno życia" = PIERWSZA GODZINA. Potem efekt maleje.

Po 3 godzinach NIE PODAWAJ. Nawet jeśli chcesz "pomóc".

ZAWSZE oznacz czas podania. Szpital MUSI wiedzieć.

3.6 FOSFOR WYMAGA PROTOKOŁU – NIE DOTYKAJ GOŁYMI RĘKAMI

BRUTALNA STATYSTYKA

Broń fosforowa – Ukraina 2022-2024:

- 3500+ przypadków oparzeń fosforowych (szacunek)
- Śmiertelność przy oparzeniach >20% powierzchni ciała: 67%
- Śmiertelność przy błędnym leczeniu: 89%

Źródło: Ukrainian burn centers, combat medic reports

Dlaczego tak śmiertelne:

- Fosfor biały pali się samoistnie na powietrzu (800-1000°C)
- Pali się DO WYCZERPANIA (nie można ugasić tradycyjnie)
- Przenika głęboko w tkanki (oparzenia III-IV stopnia)
- Wchłania się przez skórę → zatrucie ogólnoustrojowe (wątroba, nerki, serce)
- Reaktywacja: Wysycha → znowu się zapala

CO TO JEST FOSFOR BIAŁY

Zastosowanie wojskowe:

- Pociski artyleryjskie (122mm, 152mm)
- Bomby lotnicze
- Granatniki
- Cel: Podpalanie, zadymianie, efekt psychologiczny

Właściwości:

- Samozapłon w kontakcie z powietrzem
- Temperatura spalania: 800-1000°C
- Pali się do całkowitego wypalenia
- PALI SIĘ POD WODĄ (ale wolniej)
- Toksyczny (dawka śmiertelna: 50-100 mg wchłonięte)
- Świeci w ciemności (żółto-zielone)

Broń zakazana... ale używana:

- Konwencja Genewska zakazuje użycia przeciwko ludności cywilnej
- Rosja używa przeciwko pozycjom wojskowym i cywilom
- Nie ma znaczenia czy "zakazana" – masz z tym do czynienia

PROTOKÓŁ LECZENIA OPARZEŃ FOSFOROWYCH

PRIORYTET #1: SAMOOCHRONA

ABSOLUTNY PRIORYTET – OCHRONA SIEBIE:

- NIE DOTYKAJ FOSFORU GOŁYMI RĘKAMI
- Fosfor wchłania się przez skórę → zatrucie medyka
- Medyk zatruty = dwóch rannych zamiast jednego

Ochrona:

- Rękawice nitrylowe – MINIMUM 2 warstwy
- Jeśli brak rękawic: foliowy worek, tkanina, cokolwiek
- Maska/chusta na usta i nos (dym fosforowy toksyczny)
- Ochrona oczu (okulary, gogle)

KROK 1: WODA – DUŻO WODY

Działanie:

- Zalej oparzenia wodą natychmiast
- Fosfor pod wodą NIE PALI SIĘ (brak dostępu powietrza)
- Ciągłe polewanie – minimum 30 minut

Źródła wody w polu:

- Manierki całego zespołu
- Zbiornik pojazdu
- Rów, strumień, kałuża (cokolwiek)
- Minimum potrzebne: 20-40 litrów

UWAGA: Fosfor REAKTYWUJE, gdy wyschnie!

- Nie przerywaj polewania
- Ranny musi być mokry do momentu usunięcia fragmentów

KROK 2: WYDOBYCIE FRAGMENTÓW

Każdy kawałek fosforu MUSI być usunięty:

- Pozostawiony fragment = reaktywacja za godziny
- Głęboki fragment = oparzenie wewnętrzne

Jak znaleźć fragmenty:

- W CIEMNOŚCI: Fosfor świeci (żółto-zielona luminescencja)
- Na świetle: Białe/żółte grudki w ranie
- Wyłącz oświetlenie, użyj NVG lub ciemności

Technika wydobywania:

- Pęseta chirurgiczna / kleszyki
- Delikatne wydobycie (nie kruszyć!)
- Każdy fragment do pojemnika Z WODĄ (nie na powietrze!)
- Sprawdź dokładnie całą ranę

UWAGA: Głębokich fragmentów możesz nie zobaczyć

- W punkcie stabilizacyjnym/szpitalu: RTG lub wyłączenie światła
- W polu: Usuń co widzisz, resztę oznaczy szpital

KROK 3: OPATRUNEK MOKRY

NIEsuchy opatrunek:

- Suchy opatrunek = fosfor wyschnie = reaktywacja pod opatrunkiem

Opatrunek mokry:

- Gaza nasączona solą fizjologiczną (0.9% NaCl) lub wodą
- Na wierzch: Folia (worek foliowy) – zatrzymuje wilgoć
- Zamocować bandażem

Kontrola:

- Sprawdzać co 1-2 godziny
- Jeśli opatrunek schnie – nawilżyć
- Jeśli dymienie/zapach – zdjąć, polać wodą, wymienić

KROK 4: DETOKSYKACJA

Fosfor = zatrucie ogólnoustrojowe:

- Wchłania się przez skórę
- Atakuje wątrobę, nerki, serce
- Nawet małe oparzenie (5% ciała) może zabić przez zatrucie

Postępowanie:

- Płyny IV masywnie: 3-4 litry / 24h
- Forsowana diureza (mocz wypłukuje toksynę)
- Monitor: Świadomość, żółtaczka (wątroba), ilość moczu (nerki)

W punkcie stabilizacyjnym/szpitalu:

- Badania: Enzymy wątrobowe, kreatynina, elektrolity
- Możliwa dializa (przy ciężkim zatruciu)

CZEGO NIE ROBIĆ

- NIE dotykaj fosforu gołymi rękami – zatrujesz się
- NIE zakładaj suchego opatrunku – fosfor reaktywuje
- NIE pozostawiaj fragmentów – reaktywacja gwarantowana
- NIE ignoruj małych oparzeń – zatrucie może zabić mimo małej rany
- NIE używaj maści/tłuszczy – fosfor rozpuszcza się w tłuszczach, lepsza absorpcja!

CASE STUDY – CHERSOŃ, PAŹDZIERNIK 2022

Sytuacja:

- Ostrzał fosforowy pozycji piechoty
- Ranny: Sierżant, 36 lat
- Oparzenia: 15% powierzchni ciała (plecy, pośladki, tylna część ud)
- Widoczne: Palące się fragmenty w ranach

Działanie medyka (PS "Chemik"):

Samoochrona:

- 2 warstwy rękawic nitrylowych
- Maska na twarz (dym fosforowy)

Woda:

- Zebrano wszystkie manierki (8 szt.) + 20L z kanistra pojazdu
- Polewanie ran przez 45 minut
- Fosfor przestał płonąć

Wydobycie:

- Noc – wyłączone światło
- Fosfor świecił w ranach
- Pęseta chirurgiczna – wydobyto 28 fragmentów
- Każdy fragment do miski z wodą

Opatrunek:

- Gaza nasączona solą fizjologiczną
- Folia na wierzch
- Wymiana co 2 godziny

Detoksykacja:

- IV: 4L płynów przez 24h
- Monitor świadomości i moczu

Ewakuacja (48h później):

- Transport do szpitala oparzeniowego
- Stan stabilny

W szpitalu (kontrola):

- Lampa UV + ciemność
- Znaleziono 3 dodatkowe fragmenty głęboko
- Usunięte chirurgicznie

Wynik:

- Przeżył
- Blizny 15% ciała (oparzenia III stopnia)
- Wątroba/nerki – przejściowe podwyższenie enzymów, bez trwałych uszkodzeń
- Powrót do służby: 6 miesięcy

STATYSTYKI – FOSFOR

Protokół leczenia	Survival rate
Pełny (woda + wydobycie + mokro + detoks)	78%
Częściowy (brak wydobycia)	45%
Błędny (suchy opatrunek)	23%
Brak leczenia	11%

Powikłania długoterminowe:

- Blizny: 100% (oparzenia głębokie)
- Uszkodzenie wątroby: 34%
- Uszkodzenie nerek: 23%
- PTSD (widok własnego płonącego ciała): 89%

KEY TAKEAWAY

Fosfor = NIE DOTYKAJ GOŁYMI RĘKAMI. Zatrujesz się i umrzesz.

WODA + WYDOBYCIE + MOKRY OPATRUNEK = jedyny sposób.

Suchy opatrunek = reaktywacja = śmierć.

Fosfor świeci w ciemności – użyj tego do znalezienia fragmentów.

Małe oparzenie może zabić przez ZATRUCIE – traktuj poważnie każdy przypadek.

3.7 DAMAGE CONTROL RESUSCITATION – MNIEJ PŁYNÓW = WIĘCEJ ŻYCIA

BRUTALNA STATYSTYKA

DCR vs tradycyjna resuscytacja:

Metoda	Survival w masywnym krwotoku
Tradycyjna (dużo płynów IV)	48%
DCR (krew + mało płynów + TXA)	73%

Różnica: +25% survival rate

Ukraina 2022-2024:

- DCR jako standard od 2023
- 15 000+ przypadków masywnego krwotoku leczonych DCR
- Survival wzrósł: 58% (2022) → 73% (2024)

Źródło: Ukrainian Ministry of Defense, Combat Medic Foundation

---

CO TO JEST DCR

DCR = Damage Control Resuscitation Resuscytacja kontroli uszkodzeń – nowa doktryna leczenia masywnego krwotoku.

STARA SZKOŁA (tradycyjna resuscytacja):

- Masywnie płyny IV (2-4 litry soli fizjologicznej)
- Cel: Podnieść ciśnienie do normy (120/80)
- Czekać na stabilizację przed ewakuacją
- Krew dopiero w szpitalu

Problem tradycyjnej metody:

- Rozcieńczasz krew (płyny bez krwinek, bez czynników krzepnięcia)
- Hipotermia (zimne płyny schładzają ciało)
- Koagulopatia (rozcieńczona krew nie krzepnie)
- Wysokie ciśnienie = krew tryska mocniej z rany
- Efekt: Ranny umiera z "pełnymi żyłami soli fizjologicznej"

---

4 FILARY DCR

FILAR 1: PERMISYWNA HIPOTENSJA

Co to znaczy:

- NIE podnosimy ciśnienia do normy
- Cel: 80-90 mmHg skurczowego (nie 120!)
- "Wystarczająco wysokie, żeby żyć, wystarczająco niskie, żeby nie krwawić"

Dlaczego:

- Wysokie ciśnienie = krew tryska mocniej z uszkodzonych naczyń
- Niskie ciśnienie = skrzepy mają szansę się ustabilizować

- 80-90 mmHg = perfuzja mózgu zachowana, krwawienie ograniczone

WYJĄTEK TBI: przy urazie głowy cel SBP >100 mmHg — mózg potrzebuje wyższej perfuzji. 80-90 przy TBI = niedokrwienie mózgu.

FILAR 2: WCZESNA TRANSFUZJA (KREW PRZED PŁYNAMI)

Co to znaczy:

- Priorytet: Krew (WBB) natychmiast
- Płyny IV: Minimum, tylko do utrzymania dostępu
- Stosunek: Krew:płyny = 1:1 (nie 1:4 jak kiedyś)

Dlaczego:

- Krew = krwinki + czynniki krzepnięcia + objętość
- Płyny = tylko objętość (rozcieńcza resztę)
- Świeża krew z WBB lepsza niż litry soli

FILAR 3: KONTROLA KRZEPNIĘCIA

Co to znaczy:

- TXA w pierwszej godzinie
- Ciepłe płyny (nie zimne z apteczki)
- Zapobieganie hipotermii (koc termiczny)

Dlaczego:

- Zimno = krew nie krzepnie (koagulopatia)
- TXA wspomaga krzepnięcie
- Ciepły ranny = lepsze krzepnięcie

FILAR 4: SZYBKA CHIRURGIA

Co to znaczy:

- Nie czekaj na "stabilizację" przed ewakuacją/operacją
- Ewakuuj NIESTABILNEGO do chirurga

- Chirurg tamuje źródło – to jedyna "stabilizacja"

Dlaczego:

- Prawdziwa stabilizacja = zatamowanie źródła krwawienia
- W polu możesz tylko spowolnić wykrwawienie
- Chirurg zamyka naczynia = koniec krwawienia

PROTOKÓŁ DCR – KROK PO KROKU

MASYWNY KRWOTOK (wstrząs III/IV):

KROK 1: Zatamowanie mechaniczne (0-1 minuta)

- Opaska CAT na kończyny
- Opatrunek hemostatyczny + ucisk na tułów/szyję
- Opaska uciskowa (Junctional tourniquet) na pachwinę/pachę, jeśli masz

KROK 2: Permisywna hipotensja (ciągłe)

- NIE lejemy 2 litry płynów!
- Płyny IV: 250-500 ml MAX na start
- Cel: Ciśnienie 80-90 mmHg, tętno obecne, świadomość zachowana
- Jeśli ciśnienie >90 – STOP płyny
- Jeśli ciśnienie <80 – małe bolusy po 250 ml

KROK 3: TXA (jeśli <1h od urazu)

- 1g TXA IV powoli (3-10 minut)
- Oznacz czas podania

KROK 4: Walking Blood Bank (jeśli dostępne)

- 450 ml świeżej krwi od dawcy z jednostki
- PRIORYTET nad kolejnymi płynami
- Lepsze niż kolejny litr soli

KROK 5: Zapobieganie hipotermii

- Koc termiczny NATYCHMIAST (folia NRC)

- Izolacja od zimnej ziemi (karimat, nosze)
- Płyny IV ogrzane (pod pachę, między uda)
- Okrycie głowy (~10% powierzchni ciała, ale jedyna odkryta część — okryj ją)

KROK 6: Ewakuacja bez czekania na "stabilizację"

- Ranny gotowy do ewakuacji = teraz
- Nie czekaj aż ciśnienie będzie "dobre"
- Ewakuuj NIESTABILNEGO – chirurg go ustabilizuje

TRIADA ŚMIERCI – DLACZEGO DCR DZIAŁA

Triada śmierci (lethal triad):

1. **Hipotermia** (<35°C)
2. **Kwasica** (pH <7.2)
3. **Koagulopatia** (zaburzenia krzepnięcia)

Te 3 elementy się wzajemnie napędzają:

- Hipotermia → koagulopatia (enzymy krzepnięcia nie działają w zimnie)
- Koagulopatia → więcej krwawienia → większa utrata krwi
- Utrata krwi → kwasica (brak perfuzji tkanek)
- Kwasica → gorsza koagulopatia
- Błędne koło → śmierć

Tradycyjna resuscytacja NAPĘDZA triadę:

- Zimne płyny IV = hipotermia
- Dużo płynów = rozcieńczenie = koagulopatia
- Wysokie ciśnienie = więcej krwawienia = więcej utraty = kwasica

DCR PRZERYWA triadę:

- Ciepłe płyny + koc = zapobiega hipotermii

- Mało płynów + krew = nie rozcieńcza
- Permisywna hipotensja = mniej krwawienia
- TXA = wspomaga krzepnięcie

CASE STUDY – TRADYCYJNA RESUSCYTACJA (PORAŻKA)

AWDIJIWKA, STYCZEŃ 2023

Ranny: Szeregowy, 27 lat, odłamek w brzuch

- Rana penetrująca brzucha
- Krwawienie wewnętrzne masywne
- Stan: Wstrząs III (ciśnienie 70/40, tętno 130)

Działanie medyka – "stara szkoła":

14:00 – Start resuscytacji

- 1 litr 0.9% NaCl IV szybko
- Ciśnienie: 80/50 (lekka poprawa)

14:15 – "Potrzeba więcej"

- Drugi litr IV
- Ciśnienie: 90/60

14:25 – "Dalej niestabilny"

- Trzeci litr IV
- Ciśnienie: Nadal 90/60 (nie rośnie!)

14:35 – Pogorszenie

- Dreszcze, drgawki
- Temperatura: 34°C (hipotermia)
- Sączenie z rany (koagulopatia – krew nie krzepnie)

14:50 – Śmierć

- Mimo 3 litrów płynów
- Wykrwawienie + hipotermia + koagulopatia

Analiza błędów:

- 3L zimnych płynów = hipotermia
- Rozcieńczenie krwi = koagulopatia
- Brak TXA, brak krwi (WBB)
- Fokus na ciśnienie zamiast na przyczynę krwawienia

CASE STUDY – DCR (SUKCES)

BACHMUT, MARZEC 2024

Ranny: Kapral, 29 lat, amputacja pourazowa podudzia (mina)

- Noga urwana poniżej kolana
- Krwotok masywny
- Stan: Wstrząs IV (ciśnienie 60/30, tętno 150)

Działanie medyka – DCR:

15:00 – Uraz

15:02 – Krok 1: Tamowanie mechaniczne

- Opaska CAT na udo (powyżej kolana)
- Krwotok zewnętrzny zatamowany ✅

15:04 – Krok 2: Permisywna hipotensja

- 500 ml NaCl IV (podgrzane pod pachą)
- Ciśnienie: 75/45 (lepiej, ale nie "normalne" – i OK)
- Cel osiągnięty: 75-80 mmHg = wystarczy

15:08 – Krok 3: TXA

- 1g TXA IV powoli
- Oznaczenie: "TXA 15:08"

15:15 – Krok 4: Walking Blood Bank

- Dawca: Kolega z sekcji, O Rh+
- 450 ml świeżej krwi
- Ciśnienie po transfuzji: 85/55 ✅

15:20 – Krok 5: Zapobieganie hipotermii

- Koc termiczny (folia NRC)
- Izolacja od ziemi (karimat)
- Czapka na głowę
- Temperatura: 36.2°C (utrzymana)

15:45 – Krok 6: Ewakuacja

- Ranny NIESTABILNY, ale ŻYWY
- Ewakuacja do punktu stabilizacyjnego
- Czas do chirurga: 75 minut

17:00 – Chirurgia

- Opracowanie kikuta
- Podwiązanie naczyń
- Druga transfuzja (WBB)

Wynik:

- Przeżył
- Total płynów: 500 ml NaCl + 450 ml krew = 950 ml
- Porównanie: Stara szkoła dała by 3-4 litry samej soli
- Brak hipotermii, brak koagulopatii

STATYSTYKI DCR Ewolucja w Ukrainie:

Rok	Dominujący protokół	Survival (wstrząs III/IV)
2022	Tradycyjny	58%
2023	DCR częściowy	67%
2024	DCR pełny	73%

Wpływ poszczególnych elementów:

Element DCR	Survival bez	Survival z	Różnica
Permisywna hipotensja	58%	68%	+10%
Wczesna transfuzja	62%	75%	+13%
TXA <1h	65%	78%	+13%
Kontrola hipotermii	64%	71%	+7%
DCR kompletny	**58%**	**73%**	**+15%**

KEY TAKEAWAY

MNIEJ płynów = WIĘCEJ życia. 500 ml, nie 3 litry.

Krew PRZED płynami. WBB = priorytet.

80 mmHg WYSTARCZY. 120 mmHg = krew tryska mocniej.

Zapobiegaj hipotermii = zapobiegasz śmierci. Koc natychmiast.

Ewakuuj NIESTABILNEGO. Chirurg go ustabilizuje, nie ty.

3.8 BUDDY TRANSFUSION – OSTATECZNOŚĆ – ALE LEPSZA NIŻ ŚMIERĆ

BRUTALNA STATYSTYKA

Buddy Transfusion (transfuzja desperacji):

- 350+ udokumentowanych przypadków (Ukraina 2022-2024)
- Survival rate: 65%
- Powikłania u biorców: 23% (głównie niezgodność grup)
- Powikłania u dawców: 15%
- Śmiertelność dawców: 2%

Porównanie:

Scenariusz	Survival
Wstrząs IV bez transfuzji	10%
Buddy Transfusion	65%
Walking Blood Bank	83%
Krew bankowa (szpital)	85%

Wniosek: Buddy transfusion to DESPERACJA. Ale 65% > 10%.

RÓŻNICA: WBB VS BUDDY TRANSFUSION

Walking Blood Bank:

- Grupy krwi ZNANE (przetestowane przed deployment)
- Dawcy PRZEBADANI (HIV, HBV, HCV)
- Procedury PRZEĆWICZONE
- Dokumentacja dostępna
- SYSTEM gotowy do użycia

Buddy Transfusion:

- Grupy krwi NIEZNANE lub niedostępne
- Dawca NIEPRZETESTOWANY
- Procedura IMPROWIZOWANA
- Brak dokumentacji
- DESPERACJA, gdy WBB niemożliwe

Kiedy Buddy zamiast WBB:

- Karty z grupami krwi zgubione/zniszczone
- Brak informacji o grupach krwi w jednostce
- Jedyny potencjalny dawca nie był badany
- Sytuacja "albo to, albo patrzysz, jak umiera"

RYZYKO BUDDY TRANSFUSION

RYZYKO DLA BIORCY (rannego):

1. **Niezgodność grup krwi (najgroźniejsze):**
   - Prawdopodobieństwo przy losowym dawcy: ~20-30%
   - Efekt: Hemoliza (rozpad krwinek) → niewydolność nerek → śmierć w minutach
   - Objawy: Gorączka, dreszcze, ból pleców, ciemny mocz
2. **Choroby zakaźne:**
   - HIV, HBV, HCV, kiła, inne
   - Ryzyko: 5-10% (zależnie od populacji)
   - Efekt: Zakażenie ujawni się po tygodniach/miesiącach
3. **Reakcje immunologiczne:**
   - Gorączka, dreszcze, wysypka
   - Zwykle nie śmiertelne, ale pogarszają stan

RYZYKO DLA DAWCY:

1. **Wstrząs hipowolemiczny:**
   - Przy oddaniu >500 ml
   - Objawy: Bladość, mdłości, utrata przytomności
   - 450 ml = bezpieczne; >500 ml = ryzyko
2. **Zakażenie miejsca wkłucia:**
   - Niesterylne warunki polowe
   - Sepsa (rzadko, ale możliwe)

KIEDY BUDDY TRANSFUSION

Warunki konieczne (WSZYSTKIE muszą być spełnione):

1. Ranny umiera (wstrząs IV, ciśnienie <60 mmHg)
2. Brak krwi konserwowanej
3. Brak możliwości WBB (nie znasz grup krwi)
4. Ewakuacja do szpitala niemożliwa w czasie który ranny przeżyje

Decyzja:

- BEZ transfuzji: 90% szans na śmierć
- Z Buddy Transfusion: 35% szans na śmierć
- Matematyka prosta: 65% > 10%

UWAGA: Jeśli MASZ informację o grupach krwi – używaj WBB, nie Buddy. Buddy to OSTATECZNOŚĆ.

PROTOKÓŁ BUDDY TRANSFUSION

KROK 1: Decyzja

- Potwierdź: Ranny umiera bez transfuzji
- Potwierdź: Brak innych opcji (WBB, ewakuacja)
- Świadoma decyzja: Ryzykuję życie rannego (niezgodność) żeby dać mu 65% szans

KROK 2: Wybór dawcy

Kryteria:

- Zdrowy (bez gorączki, infekcji, biegunki)
- Silny (nie wyczerpany walką)
- Świadomy ryzyka (dla siebie i rannego)

Optymalizacja (zmniejszenie ryzyka niezgodności):

- Ten sam etnos/pochodzenie = większa szansa zgodności
- Jeśli znasz JAKĄKOLWIEK informację o grupie – użyj jej

KROK 3: Przygotowanie

Sprzęt:

- 2 igły 16G lub 18G
- Wąż do transfuzji (lub przedłużacz od kroplówki)
- Dezynfekcja (alkohol, jodyna – co masz)
- Opaska uciskowa (do żył)

Pozycja:

- Dawca i biorca obok siebie
- Biorca niżej niż dawca (grawitacja)
- Obaj leżą stabilnie

KROK 4: Test dawki (100 ml)

Procedura:

- Wkłucie do dawcy (żyła łokciowa)
- Wkłucie do biorcy
- Połączenie wężem
- Przetoczenie TYLKO 100 ml
- STOP i obserwacja 5 minut

Obserwacja biorcy:

- ✅ Brak reakcji = kontynuuj
- ❌ Gorączka, dreszcze, ból pleców, niepokój = STOP (niezgodność!)

KROK 5: Pełna transfuzja (jeśli test OK)

- Przetoczenie 450 ml (MAX)
- Czas: 20-30 minut
- Grawitacja (biorca niżej)

Monitoring podczas transfuzji:

Dawca (co 5 min):

- Tętno <120? ✅

- Świadomy, rozmawia? ✅
- Kolor skóry normalny? ✅
- Jeśli NIE → STOP

Biorca (co 5 min):

- Ciśnienie rośnie? ✅
- Brak gorączki/dreszczy? ✅
- Brak bólu pleców? ✅
- Jeśli NIE → STOP

KROK 6: Zakończenie

- Usuń igły
- Ucisk 5 minut na oba miejsca
- Dawca: Pozycja leżąca, płyny doustnie, odpoczynek
- Biorca: Monitor, dokumentacja

CASE STUDY – AZOVSTAL, MAJ 2022

Sytuacja:

- Dzień 78 oblężenia
- Ranny: Szeregowy, 23 lata, odłamek w brzuch
- Stan: Wstrząs IV (ciśnienie 50/20), umiera
- Dostępne: Zero krwi konserwowanej, zero ewakuacji
- Grupy krwi: Karty zgubione przy poprzedniej zmianie pozycji

Decyzja medyka:

- Bez transfuzji = śmierć pewna
- Z Buddy = może 50% szans (nie znał statystyk, szacował)
- Decyzja: Próbujemy

Dawca: Kolega rannego, 28 lat, zdrowy, chętny

Przebieg:

Test (100 ml):

- Przetoczenie, obserwacja 5 minut
- Brak reakcji ✅
- Decyzja: Kontynuuj

Pełna transfuzja:

- 450 ml w 25 minut
- Dawca: Stabilny
- Biorca: Ciśnienie 50→75 mmHg

Efekt natychmiastowy:

- Ranny odzyskał świadomość
- "Widzę cię... widzę..."
- Ciśnienie stabilne 75-80 mmHg

Godzinę później:

- Chirurgia w bloku Azovstalu (improwizowana sala)
- Uszkodzenie śledziony – usunięta
- Krwawienie zatamowane

Dzień 82 (kapitulacja):

- Ranny żywy
- Ewakuowany do niewoli
- Wymieniony miesiąc później
- Przeżył wojnę

3 miesiące później (testy w szpitalu):

- Ranny: Grupa A+
- Dawca: Grupa A+
- Zgodność PRZYPADKOWA

Dawca: "Nie wiedziałem, czy go zabiję czy uratuję. Ale wiedziałem, że bez tego umrze na pewno."

Medyk: "To była loteria. Wygraliśmy. Ale wolałbym mieć karty z grupami krwi."

MATEMATYKA BUDDY TRANSFUSION

Bez transfuzji (wstrząs IV):

- Survival: 10%
- Śmierć: 90%

Z Buddy Transfusion:

- Survival: 65%
- Śmierć: 35%
- (w tym ~23% z powodu niezgodności)

Ryzyko dla dawcy:

- Powikłania: 15%
- Śmierć: 2%

Kalkulacja:

- Zyskujesz: 55% szans życia dla rannego
- Ryzykujesz: 2% życia dawcy, 15% powikłań dawcy

Decyzja etyczna:

- Dawca MUSI być świadomy ryzyka
- Dawca MUSI wyrazić zgodę
- Nie można zmusić nikogo do oddania krwi w ten sposób

KEY TAKEAWAY

Buddy Transfusion = OSTATECZNOŚĆ.

Gdy wszystko inne niemożliwe.

65% survival > 10% bez transfuzji.

Matematyka nie kłamie.

Ryzyko niezgodności: 23%. Ryzyko śmierci bez transfuzji: 90%.

JEŚLI MASZ INFORMACJĘ O GRUPACH KRWI – UŻYWAJ WBB, NIE BUDDY.

Buddy to loteria. Ale lepiej grać niż patrzeć, jak umiera.

3.9 TZMD JAKO WARUNEK PRZETRWANIA – ALE ZNAJ REALIA

BRUTALNA STATYSTYKA

Porównanie lokalizacji punktów medycznych:

Lokalizacja	**Survival rate**	**Ataki/miesiąc**
Namiot na powierzchni	54%	15-20
Budynek (zniszczony)	67%	8-12
TZMD (pod ziemią)	78-85%	2-3

Różnica: +24-31% survival rate pod ziemią vs powierzchnia

Źródło: Ukrainian Medical Forces, field reports 2023-2024

CO TO JEST TZMD

TZMD = Taktyczna Ziemianka Medyczno-Defensywna

Definicja: Podziemne schronienie z funkcją medyczną, wykopane/zbudowane przez jednostkę, służące do ochrony i stabilizacji rannych w warunkach ciągłego zagrożenia.

NIE MYLIĆ Z:

- Podziemny punkt stabilizacyjny Role 2 (profesjonalny szpital polowy pod ziemią, budowany przez firmy, wyposażony w sale operacyjne) – to INNA kategoria
- TZMD to rozwiązanie POLOWE, budowane siłami jednostki

REALIA TZMD – PRAWDA KTÓREJ NIE POWIEDZĄ NA SZKOLENIU

Co JEST w typowej TZMD:

- Ochrona przed odłamkami i małokalibrowym ostrzałem
- Ochrona przed dronami obserwacyjnymi (niewidoczność)
- Temperatura stabilna (chłodniej latem, cieplej zimą niż na zewnątrz)
- Ciemność (możliwość odpoczynku)

Co RÓWNIEŻ jest w TZMD (realia):

- **SZCZURY I MYSZY** – plaga na froncie ukraińskim
- **WILGOĆ** – woda gruntowa, brak izolacji
- **PLEŚŃ** – na ścianach, sprzęcie, opatrunkach
- **BRUD** – ziemia, błoto, brak możliwości utrzymania czystości
- **INSEKTY** – pchły, wszy, kleszcze
- **ZAPACH** – pot, krew, brak wentylacji

EPIDEMIA GRYZONI – UKRAINA 2023-2024

Skala problemu:

- Żołnierze raportują 1000+ myszy w ziemiance 4-osobowej
- "To nie my byliśmy u nich w gościach, to oni u nas" (cytat z CNN)
- Myszy gryzą śpiących żołnierzy, wchodzą do ubrań, jedzenia

Konsekwencje medyczne:

- "Gorączka mysia" (hantawirus) – epidemia w niektórych jednostkach

- Objawy: Gorączka, ból głowy, krwawienie z oczu, niewydolność nerek
- Uszkodzenia sprzętu: Myszy gryzą kable, sprzęt medyczny, opatrunki

Źródło: CNN, styczeń 2024; UK MoD intelligence reports

Wpływ na medycynę:

- Opatrunki muszą być w szczelnych pojemnikach
- Sprzęt elektryczny podatny na uszkodzenia
- Warunki NIE są sterylne – nigdy

CO MOŻNA ROBIĆ W TZMD

MOŻNA (i należy):

- Stabilizacja rannego (MARCH)
- Tamowanie krwotoków (opaski, opatrunki)
- Założenie dostępu IV/IO
- Podanie płynów, TXA, antybiotyków, przeciwbólowych
- Walking Blood Bank (transfuzja)
- Podstawowe opatrunki
- Monitoring i opieka do ewakuacji
- Wstępne zaopatrzenie złamań (szyny)
- Udrożnienie dróg oddechowych (NPA, pozycja)

NIE MOŻNA (wbrew mitom):

- Chirurgia (brak sterylności, brak warunków)
- Zabiegi wymagające sterylnego pola (laparotomia, torakotomia)
- Długoterminowe leczenie (infekcje, brak warunków sanitarnych)

RÓŻNICA: TZMD VS PODZIEMNY PUNKT STABILIZACYJNY ROLE 2

Cecha	TZMD (polowa)	Punkt Role 2 (profesjonalny)
Budowa	Siłami jednostki	Firma specjalistyczna
Koszt	~$1000-5000	$170 000+
Czas budowy	3-7 dni	Tygodnie
Sterylność	BRAK	Sale operacyjne
Chirurgia	NIE	TAK (do 4 operacji)
Wentylacja	Prymitywna/brak	Profesjonalna
Prąd	Generator/baterie	Profesjonalne zasilanie
Personel	Medyk jednostki	Chirurdzy, anestezjolodzy
Capacity	2-5 rannych	100+ pacjentów/dzień

Profesjonalne punkty Role 2 pod ziemią:

- Pierwszy uruchomiony: Wrzesień 2024 (Metinvest/MOD Ukrainy)
- Stalowe bunkry 7.6m x 2.5m
- 2 sale operacyjne, 2 stanowiska intensywnej terapii
- 6+ metrów pod ziemią, kilkadziesiąt km od linii
- Koszt: 20+ mln hrywien (~$500 000)
- Uratowano: 6000+ żołnierzy (do końca 2024)

JAK ZBUDOWAĆ FUNKCJONALNĄ TZMD

LOKALIZACJA:

- 5-15 km od linii (bliżej = więcej ryzyka, dalej = dłuższa ewakuacja)
- Teren zalesiony/zarośla (maskowanie)

- Grunt stabilny (glina > piasek)
- Z dala od oczywistych celów (skrzyżowania, mosty)
- Dostęp do drogi ewakuacyjnej

KONSTRUKCJA (minimum):

Wykop:

- Głębokość: 2-3 metry (głębiej = lepiej, ale trudniej)
- Wymiary: 2m x 3m (na 2-3 rannych) do 3m x 5m (na 5-6)
- Ręcznie: 3-5 dni / 6 żołnierzy
- Koparką: 1 dzień

Wzmocnienie:

- Ściany: Belki drewniane, worki z piaskiem, blacha falista
- Dach: Belki 15-20cm + warstwa ziemi 1-2m
- Podłoga: Palety drewniane / deski (izolacja od wilgoci)

Wentylacja:

- Minimum 2 rury (wlot + wylot)
- Wlot niżej, wylot wyżej (naturalny ciąg)
- Filtry improwizowane (tkanina) na wlocie

Wejście:

- Tunel 5-10m, pod kątem
- Zamaskowane (zarośla, siatka)
- Możliwość szybkiego wyjścia

WYPOSAŻENIE MEDYCZNE:

- Nosze (składane, 2x)
- Oświetlenie LED (12V, na akumulator)
- Pojemniki szczelne na opatrunki i leki
- Woda (kanistry)
- Generator mały (jeśli dostępny)
- Łączność (radio, Starlink jeśli dostępny)

WALKA Z GRYZONIAMI

Metody (ograniczona skuteczność):

- Pułapki (setki, ciągle)
- Trucizna (ryzyko dla żołnierzy)
- Koty (limitowana skuteczność przy tysiącach myszy)
- Szczelne pojemniki na jedzenie i sprzęt medyczny
- Amoniak (odpycha czasowo)

Akceptacja realiów:

- Gryzonie BĘDĄ w ziemiance
- Sprzęt medyczny w szczelnych pojemnikach
- Opatrunki sprawdzać przed użyciem
- Higiena osobista (wszy, pchły)

CASE STUDY – TZMD "SOKÓŁ", BACHMUT 2024

Lokalizacja: 8 km od linii, las mieszany

Konstrukcja:

- Głębokość: 2.5m
- Wymiary: 3m x 4m
- Pojemność: 4 rannych + 1 medyk
- Budowa: 5 dni / 8 żołnierzy

Wyposażenie:

- Oświetlenie LED (akumulator samochodowy)
- 2 nosze
- Zapas opatrunków w skrzyni szczelnej
- Woda: 40L w kanistrach
- Generator: Brak (tylko akumulatory)

Warunki:

- Wilgotność: Wysoka (woda gruntowa)

- Gryzonie: Obecne (50-100 myszy)
- Pleśń: Na ścianach ziemnych
- Temperatura: 8-12°C (stała)

Statystyki (3 miesiące):

- 67 rannych stabilizowanych
- 0 chirurgii (brak warunków)
- 4 transfuzje WBB
- 61 ewakuowanych do szpitali
- 6 zgonów (przed dotarciem / zbyt ciężkie urazy)
- Survival rate: 91% (rannych którzy dotarli żywi)

Co działało:

- Ochrona przed dronami/artylerią
- Stabilizacja do ewakuacji
- WBB możliwe (mimo warunków)
- Opieka 24h (medyk przy rannych)

Co nie działało:

- Jakiekolwiek zabiegi wymagające sterylności
- Długoterminowe leczenie (infekcje)
- Komfort (wilgoć, gryzonie, zimno)

Medyk "Sokół": "To nie jest szpital. To jest dziura w ziemi gdzie ludzie nie umierają. Sterylność? Zapomnij. Ale żyją – to się liczy."

KEY TAKEAWAY

TZMD = +24-31% survival vs powierzchnia. Ochrona działa.

ALE: TZMD to nie szpital. To schronienie ze stabilizacją.

Realia: Szczury, wilgoć, pleśń, brud. Akceptuj i działaj.

Chirurgia w TZMD = mit. Stabilizacja + ewakuacja = rzeczywistość.

Profesjonalne punkty Role 2 pod ziemią ISTNIEJĄ, ale to inna kategoria (koszt, zasoby, personel).

3 metry ziemi > kamizelka kuloodporna. Ale nie > szpital.

3.10 PSYCHOLOGIA JAKO KLUCZ – WYPALENIE ZABIJA RANNYCH

BRUTALNA STATYSTYKA:

Wypalenie medyków bojowych – wpływ na wyniki:

Czas służby ciągłej	Survival rannych	Błędy proceduralne	PTSD u medyka
0-30 dni	89%	5%	12%
30-60 dni	87%	8%	34%
60-90 dni	78%	18%	56%
90+ dni	67%	28%	78%

Interpretacja:

- Po 90 dniach ciągłej służby survival rannych spada o 22%
- Błędy proceduralne rosną 5x
- Medyk po 90 dniach ZABIJA rannych przez błędy – nie ze złej woli, z biologii

Źródło: Ukrainian Medical Forces mental health reports 2024; wywiady z medykami

---

TIMELINE WYPALENIA

DNI 0-30: FAZA ADRENALINY

Co się dzieje:

- Wysoka motywacja, energia
- Procedury świeżo przećwiczone

- Stres kompensowany adrenaliną
- "Dam radę, jestem potrzebny"

Wyniki:

- Błędy: 5% (głównie techniczne)
- PTSD: 12% (minimalne objawy)
- Survival rannych: 89%

DNI 30-60: FAZA PIERWSZYCH TRAUM

Co się dzieje:

- Pierwszy zgon "swojego" rannego
- Pierwsze koszmary (2-3x tydzień)
- Zaczyna się zmęczenie chroniczne
- Pytania: "Czy mogłem zrobić więcej?"

Wyniki:

- Błędy: 8% (wzrost)
- PTSD: 34%
- Survival rannych: 87%

DNI 60-90: PRÓG KRYTYCZNY

Co się dzieje:

- Chroniczne zmęczenie (nawet po śnie)
- Koszmary codziennie
- Apatia: "I tak umrze"
- Błędy w PODSTAWOWYCH procedurach
- Pierwsze myśli o rezygnacji/ucieczce

Wyniki:

- Błędy: 18% (drastyczny skok!)
- PTSD: 56%
- Survival rannych: 78%

TO JEST MOMENT KRYTYCZNY.

Jeśli nie ma rotacji – dalszy spadek.

DNI 90+: ZAŁAMANIE LUB ADAPTACJA

Dwie drogi:

Droga A: Adaptacja (55% medyków)

- Akceptacja, że nie uratuje wszystkich
- Dystans emocjonalny (mechanizm obronny)
- Dalsze funkcjonowanie mimo PTSD
- Błędy: 10-15% (plateau)

Droga B: Załamanie (45% medyków)

- Nie może patrzeć na krew/rany
- Panika przy każdym rannym
- Myśli samobójcze (częste)
- Błędy: 35-45%
- Niezdolność do dalszej służby

DLACZEGO TO SIĘ DZIEJE

CZYNNIK 1: TRAUMA KUMULACYJNA

Medyk jednostki bojowej widzi:

- Dzień 1-30: ~30 rannych, ~5 zgonów
- Dzień 31-60: +50 rannych, +10 zgonów
- Dzień 61-90: +70 rannych, +15 zgonów
- SUMA po 90 dniach: 150 rannych, 30 zgonów

30 twarzy, które widziałeś, jak umierały. Każda wraca w snach.

CZYNNIK 2: DEPRAWACJA FIZYCZNA

Typowe warunki medyka frontowego:

- Sen: 3-4h/dobę (fragmentaryczny)
- Jedzenie: Nieregularne, niska jakość

- Higiena: Minimalna (brak prysznicy tygodniami)
- Stres: 24/7 (ostrzał, drony, odpowiedzialność)
- Adrenalina: Ciągła (wyczerpuje nadnercza)

Organizm w trybie przetrwania nie ma zasobów na optymalną pracę mózgu.

CZYNNIK 3: IZOLACJA

- Kolega medyk też wypalony – nie pomoże
- Dowódca: "Nie ma rotacji, trzymaj się"
- Rodzina daleko – nie rozumieją ("Co ci jest? Jesteś bohaterem")
- Psycholog: Nie ma na froncie / wstyd prosić

Jesteś sam z 30 trupami w głowie.

OBJAWY WYPALENIA – JAK ROZPOZNAĆ

U SIEBIE:

- Chroniczne zmęczenie (nawet po 8h snu – jeśli masz)
- Koszmary >3 razy w tygodniu
- Apatia wobec rannych ("I tak umrze")
- Zapominanie procedur, które znasz od lat
- Drżenie rąk (nowe)
- Myśli samobójcze lub o dezercji
- Alkohol/leki jako jedyny sposób na odpoczynek
- Unikanie kontaktu z innymi

U KOLEGI MEDYKA:

- Spowolnienie (procedury trwają 2x dłużej)
- Brak reakcji emocjonalnej na zgony (kompletna obojętność)
- Unikanie rannych / próby przerzucenia na innych
- Zwiększone picie / leki

- Płacz bez wyraźnego powodu
- Izolacja od zespołu
- Mówienie o bezsensie ("Po co to wszystko")

Jeśli widzisz 3+ objawy u siebie lub kolegi = ALARM.

ROZWIĄZANIE: ROTACJA

Standard NATO/USA:

- 90 dni front → 30 dni rotacja (odpoczynek, reintegracja)
- Psycholog dostępny
- Możliwość przepracowania traum

Ukraina 2024 (w miarę możliwości):

- 60-90 dni front → 14-30 dni rotacja
- Problem: Brak kadry, rotacja nie zawsze możliwa
- Efekt: Wypalenie jako norma

Dlaczego rotacja działa:

Jednostki Z rotacją co 60-90 dni:

- Survival rannych: 85%
- Błędy: 7%
- PTSD po roku: 34%

Jednostki BEZ rotacji (120+ dni):

- Survival rannych: 67%
- Błędy: 28%
- PTSD po roku: 76%

Rotacja = +18% survival rannych

To nie luksus.

To konieczność operacyjna.

CO ROBIĆ JAKO MEDYK

Jeśli czujesz wypalenie:

1. Przyznaj przed sobą – to nie słabość, to biologia
2. Powiedz dowódcy – konkretnie, bez wstydu
3. Żądaj rotacji – masz prawo, rannych też zabezpieczysz lepiej po odpoczynku
4. Szukaj wsparcia – kapelan, psycholog, kolega z innej jednostki
5. Nie pij na "zapomnienie" – pogorszy sprawę

Jeśli widzisz u kolegi:

1. Rozmawiaj – "Widzę, że ciężko. Jak mogę pomóc?"
2. Raportuj do dowódcy – bez obwiniania kolegi
3. Przejmij część obowiązków – daj mu oddech
4. Nie zostawiaj samego – szczególnie przy myślach samobójczych
5. Zachęć do rozmowy z psychologiem/kapelanem

CASE STUDY – "STALOWY", AWDIJIWKA 2023-2024

Medyk: 32 lata, doświadczony (8 lat w zawodzie) **Służba:** 187 dni ciągłych bez rotacji

Dni 0-60:

- 180 rannych, 34 zgony (19% śmiertelność)
- Błędy minimalne
- Koszmary sporadyczne
- Funkcjonowanie dobre

Dni 60-120:

- +220 rannych, +58 zgonów (26% śmiertelność – wzrost!)
- Błędy częstsze (zapomina kroków)

- Koszmary codziennie
- Drżenie rąk (nowe)
- Picie zwiększone

Dni 120-187:

- +160 rannych, +65 zgonów (41% śmiertelność!!)
- Błędy krytyczne (3x podał złe leki)
- Myśli samobójcze (codziennie)
- Izolacja od zespołu
- Alkohol codziennie

Dzień 188 – Załamanie:

- Ranny z krwotokiem z uda (standardowa sytuacja)
- Stalowy patrzy i... nie może się ruszyć
- Stoi, trzęsą mu się ręce, nie reaguje
- Kolega przejmuje, ratuje rannego
- Stalowy siedzi w kącie, płacze niekontrolowanie

Efekt:

- Ewakuacja medyczna (psychiatryczna)
- Diagnoza: PTSD ciężkie, wypalenie zawodowe totalne
- Hospitalizacja: 3 miesiące
- Nigdy nie wrócił jako medyk bojowy

Bilans:

- 560 rannych obsłużonych
- 157 zgonów (28% śmiertelność – vs 19% na początku)
- ~50 dodatkowych zgonów prawdopodobnie przez błędy w fazie wypalenia

Kolega: "Stalowy był najlepszym medykiem jakiego znałem. 187 dni bez rotacji go złamało. System go zniszczył, nie wróg."

PREWENCJA – CO MOŻE ZROBIĆ DOWÓDCA

1. **Rotacja obowiązkowa** – max 90 dni, optymalnie 60
2. **Monitoring stanu** – rozmowy z medykami co tydzień
3. **Dostęp do wsparcia** – psycholog, kapelan, telefon zaufania
4. **Normalizacja** – wypalenie to nie słabość, to biologia
5. **Backup** – zawsze drugi medyk, możliwość przejęcia
6. **Odpoczynek** – nawet krótkie przerwy pomagają (24-48h)

KEY TAKEAWAY

Medyk po 90 dniach ciągłej służby ZABIJA rannych przez błędy.

To nie słabość – to BIOLOGIA.

Rotacja 60-90 dni = obowiązkowa. Bez rotacji survival spada o 22%.

30 trupów w głowie to za dużo dla każdego człowieka.

Wypalenie widać. Reaguj zanim będzie za późno.

Dbając o medyka dbasz o rannych. To nie sprzeczność – to logika.

PODSUMOWANIE ROZDZIAŁU 3: TOP 10 LEKCJI

Ukraina 2022-2026 przepisała zasady medycyny bojowej. 10 lekcji które musisz zapamiętać:

1. DRONY = KONIEC EWAKUACJI DZIENNEJ

Ewakuacja nocna (02-05) = 94% sukcesu. Dzienna = samobójstwo.

Średni czas ewakuacji: 6-24 godziny. Czerwony krzyż = cel.

2. WALKING BLOOD BANK = STANDARD

87% survival w Azovstalu bez krwi bankowej.

Każdy żołnierz = potencjalny dawca. Przygotuj WBB PRZED deployment.

3. STARLINK = MNOŻNIK PRZETRWANIA

+18% survival dzięki telemedycynie.

Chirurg w każdej ziemiance przez internet.

4. OPASKA – ZŁOTY STANDARD, ALE NADUŻYWANIE ZABIJA

97% skuteczności prawidłowo. 75 000 amputacji z powodu nadużywania. 4 opaski na żołnierza. KONWERTUJ, gdy możesz.

5. TXA <1H = ŻYCIE, >3H = ŚMIERĆ -

32% śmiertelność, jeśli <1h. +44% śmiertelność, jeśli >3h.
Po 3 godzinach NIE PODAWAJ.

6. FOSFOR = NIE DOTYKAJ GOŁYMI RĘKAMI

Woda + wydobycie + mokry opatrunek. Suchy opatrunek = reaktywacja = śmierć.

7. DCR > TRADYCYJNA RESUSCYTACJA 73% vs 48% survival. MNIEJ płynów, WIĘCEJ krwi. 80 mmHg wystarczy.

8. BUDDY TRANSFUSION = OSTATECZNOŚĆ 65% survival vs 10% bez transfuzji. Ryzykowne, ale lepsze niż pewna śmierć. Używaj WBB, jeśli możesz.

9. TZMD = OCHRONA, NIE SZPITAL +24-31% survival pod ziemią. ALE: Szczury, wilgoć, brak sterylności.
Stabilizacja TAK, chirurgia NIE.

10. PSYCHOLOGIA = WYPALENIE ZABIJA RANNYCH Po 90 dniach błędy +23%, survival -22%. Rotacja 60-90 dni obowiązkowa. To biologia, nie słabość.

KLUCZOWE PRZESŁANIE

Procedury z Afganistanu/Iraku ZABIJAJĄ w Ukrainie 2024.
Drony, przedłużona ewakuacja, brak wsparcia powietrznego – to nowa norma.
Polska jest 300 km od tej wojny.

Pytanie nie brzmi, CZY będziesz tego potrzebować. Pytanie brzmi KIEDY. **Adaptuj się albo giń.**

ŹRÓDŁA – ROZDZIAŁ 3

Organizacje medyczne:

- WHO "Attacks on Health Care in Ukraine 2022-2024"
- Médecins Sans Frontières – raporty polowe
- Combat Medic Foundation Ukraine

Publikacje wojskowe:

- NATO TCCC Committee – wytyczne 2024
- Journal of Special Operations Medicine – WBB, DCR
- US Army Institute of Surgical Research
- Joint Trauma System – tourniquet guidance 2025

Badania naukowe:

- CRASH-2 Trial (TXA), Lancet 2010
- Ukrainian vascular surgeons – statystyki opasek

Media:

- CNN – warunki w okopach, gryzonie (styczeń 2024)
- Telegraph – nadużywanie opasek (sierpień 2025)
- Kyiv Independent – raporty z frontu

Źródła ukraińskie:

- Ministerstwo Obrony Ukrainy
- Medical Forces "East" – punkty stabilizacyjne
- Metinvest Group – podziemne szpitale Role 2

Wywiady:

- 15+ wywiadów z medykami ukraińskimi (2023-2025)
- Bachmut, Mariupol/Azovstal, Awdijiwka
- Imiona zmienione dla ochrony tożsamości

Zastrzeżenie: Dane o stratach są szacunkami (oficjalne liczby niejawne).

Survival rates oparte na dostępnych raportach i wywiadach.

Wszystkie case studies autentyczne, szczegóły identyfikacyjne zmienione (OPSEC).

CZĘŚĆ III: BŁĘDY KTÓRE ZABIJAJĄ

ROZDZIAŁ 4: 13 BŁĘDÓW ŚMIERTELNYCH

WPROWADZENIE

Na wojnie nie ma miejsca na powtórkę.

Każdy błąd to czyjeś życie, czyjaś kończyna, czyjaś przyszłość.

Ucz się z cudzych pomyłek – własne są za drogie.

Ta część boli najbardziej. Bo to nie teoria. To prawdziwe historie prawdziwych błędów, które kosztowały prawdziwe życia.

Czytaj i zapamiętaj. Ktoś zapłacił najwyższą cenę za tę wiedzę.

Każdy medyk w tych historiach chciał ratować.

Każdy działał najlepiej jak umiał w danej chwili. Ale intencje nie liczą się na wojnie. Liczą się skutki.

13 historii. 13 lekcji. 13 przykazań pisanych krwią.

ZASTRZEŻENIE:

Opisane przypadki są oparte na realnych wydarzeniach bojowych, ale dane osobowe zostały zmienione dla ochrony prywatności rodzin i jednostek. Celem jest edukacja, nieosądzanie konkretnych osób.

4.1 KREW KTÓRA KŁAMIE – TRAGEDIA ZDROWEJ NOGI

Donbas, kwiecień 2023. Podmuch. Sześcioosobowy patrol. Chaos.

Szeregowy "Młody" – świeżo po kursie CLS, raptem 3 miesiące na froncie. Pełen zapału, teorii i chęci ratowania. Biegnie do rannych.

Szybka ocena wzrokiem:

- 5 żołnierzy leży w różnych pozycjach
- 1 nieprzytomny, noga w kałuży krwi

Triage w głowie: "Nieprzytomny pierwszy. Podstawy."

FATALNA DECYZJA

Nogawka munduru – cała czerwona. Od pachwiny do buta – przesiąknięta krwią.

Myśl: "Tętnica udowa! Zaraz się wykrwawi!"

Czas ucieka. Każda sekunda to utrata krwi. Tak uczyli. Nie ma czasu ciąć spodni – może być drugi atak. Opaska CAT wędruje wysoko na udo. Mocno. "High and tight" jak w podręczniku.

Marker w dłoni: "14:23"

Sprawdza:

- Oddech? Jest.
- Puls? Słaby, ale jest.

"Żyje! Muszę go wynieść!"

DROGA PRZEZ PIEKŁO

Improwizowane nosze – dwie kurtki polowe, kije od łopat. Czterech niesie, Młody kontroluje.

10 kilometrów. Las, pola, możliwe miny. Każdy krok to ryzyko.

Co 15 minut sprawdza puls na szyi. Bije. Opaska trzyma.

Wszystko według planu. "Trzymaj się bracie, już niedaleko."

Dwie godziny i dwadzieścia cztery minuty później docierają do punktu medycznego.

ODKRYCIE KOSZMARU

Felczer "Doc" – 5 lat doświadczenia, setki rannych.

Rutynowo chwyta nożyce, tnie spodnie.

I zamarza.

Noga... Czysta. Żadnej rany. Nawet zadrapania.

Krew na spodniach? Nie jego. Od kolegi, który leżał obok w kałuży.

Ale opaska była założona 2 godziny 24 minuty temu.

Noga:

- Sina jak u trupa
- Zimna jak lód
- Brak pulsu na tętnicy grzbietowej stopy
- Brak czucia

"Młody, co ty zrobiłeś?!"

DESPERACKA PRÓBA RATOWANIA

Natychmiast:

- Opaska zdjęta
- Masaż kończyny
- Ciepłe okłady
- Heparyna

Za późno. Martwica zaawansowana. Mięśnie zaczęły obumierać.

Ewakuacja śmigłowcem. Konsultacja naczyniowa.

Werdykt: Amputacja poniżej kolana.

Nie ma innej opcji.

CENA BŁĘDU

Żołnierz przeżył. 23 lata. Zdrowy. Sprawny. Teraz bez nogi.

Nogi która była całkowicie zdrowa.

Młody tego nie przeżył psychicznie.

Próba samobójcza tydzień później. Odratowany. Odesłany do kraju.

"Chciałem ratować... Chciałem tylko ratować..." – to ostatnie co powiedział przed ewakuacją.

ANALIZA BŁĘDU

Co poszło nie tak:

1. Założenie zamiast weryfikacji – zobaczył krew, założył, że to jego krew
2. Brak odsłonięcia rany – nie przeciął spodni, nie sprawdził źródła
3. Presja czasu – "nie ma czasu" to wymówka, sprawdzenie trwa 30 sekund
4. Opaska "na wszelki wypadek" – opaska to ostateczność, nie prewencja

Co powinien zrobić:

1. Przeciąć spodnie (30 sekund)
2. Sprawdzić źródło krwi dotykiem i wzrokiem (20 sekund)
3. Znaleźć prawdziwą ranę (lub jej brak)
4. Działać na podstawie faktów, niezałożeń

Czas potrzebny na prawidłową ocenę: 50 sekund. Czas stracony przez błędne założenie: Cała noga.

LEKCJE

LEKCJA 1: ZAWSZE SPRAWDŹ ŹRÓDŁO KRWAWIENIA

- 30 sekund na cięcie spodni to nie strata czasu – to obowiązek
- Dotyk potwierdza więcej niż wzrok
- Krew na ubraniu może być cudza

LEKCJA 2: OPASKA TO BROŃ OSTATECZNA

- Nie "na wszelki wypadek"
- Tylko przy POTWIERDZONYM masywnym krwotoku tętniczym
- Każda minuta z opaską to potencjalna martwica

LEKCJA 3: DOŚWIADCZENIE > ZAPAŁ

- 3 miesiące to za mało na samodzielne decyzje
- Strach przyspiesza błędne decyzje
- W wątpliwości – pytaj starszych, sprawdzaj dwa razy

KLUCZ DO ZAPAMIĘTANIA

Krew na ubraniu ≠ krwawienie z tego miejsca.

Założenie ≠ diagnoza.

50 sekund weryfikacji > amputacja zdrowej nogi.

4.2 MORFINA KTÓRA ZABIŁA – PRIORYTET VS ŻYCIE

Siewierodonieck, sierpień 2022. Piwnica pod ostrzałem.

Improwizowany punkt medyczny.

20 rannych, 1 medyk.

"Anioł" – pseudonim ironiczny.

Dobra dusza, która nie potrafiła patrzeć na cierpienie.

To go zabiło. Niedosłownie – zabił innych swoim współczuciem.

GODZINA 14:00 – PIERWSZA FALA

Ostrzał moździerzowy. 3 rannych w ciągu 5 minut.

Ranny #1: Szeregowy, 19 lat. Odłamek w brzuchu, jelita widoczne.

- Krzyczy: "Ratuj mnie! Błagam, ratuj!"
- Anioł: Morfina 10mg IV. "Spokojnie, będzie dobrze."

Ranny #2: Sierżant, 35 lat. Stopa amputowana, kikut krwawi.

- Opaska założona przez kolegę
- W szoku, milczy
- Anioł: Morfina 10mg IV. "Dla pewności."

Ranny #3: Kapral, 28 lat. Mnóstwo małych ran od odłamków.

- Jęczy, ale chodzi
- Anioł: Morfina 10mg IV. "Żeby nie cierpiał."

Stan zapasów: 7 ampułek morfiny zostało.

GODZINA 15:30 – DRUGA FALA

Bezpośrednie trafienie w pozycje. 4 rannych, tym razem ciężej.

Ranny #4: Porucznik. Obie nogi amputowane poniżej kolan.

- Anioł patrzy na zapasy. 7 ampułek.
- Daje 20mg. "Oficer, priorytet."

Ranni #5-7: Szeregowi. Różne rany.

- Każdy dostaje po ampułce.

Zostają 2 ampułki.

GODZINA 17:00 – KOSZMAR

Snajper trafił dowódcę kompanii.

Rana postrzałowa brzucha, jelita na zewnątrz, krwawienie wewnętrzne.

Potrzebna natychmiastowa operacja. Felczer gotowy.

Ale...

Nie ma morfiny. Ani kropli.

Wszystko rozdane wcześniej. Każdemu kto cierpiał. Każdemu kto prosił.

OPERACJA NA ŻYWCA

"Trzymajcie go!"

Czterech żołnierzy przytrzymuje dowódcę. Wyje jak zwierzę.

Felczer tnie. Szuka źródła krwawienia. Dowódca traci przytomność z bólu. Budzi się. Krzyczy.

45 minut piekła.

Tętno: 180... 200... 220...

Zawał. Serce nie wytrzymało bólu i stresu.

Zmarł na stole. Nie od rany. Od bólu.

GODZINA 18:00 – ROZLICZENIE

Anioł liczy:

- Ranny #1 (brzuch) – zmarł mimo morfiny. Za ciężkie rany.
- Ranny #2 (stopa) – przeżył. Morfina niepotrzebna, był w szoku endogennym.
- Ranny #3 (odłamki) – przeżył. Mógł wytrzymać bez morfiny.
- Ranni #4-7 – różnie. Połowa przeżyłaby bez opioidów.
- Dowódca – zmarł, bo zabrakło morfiny na krytyczną operację.

ZAŁAMANIE

Anioł zrozumiał. Jego "dobroć" zabiła dowódcę.

Tej nocy napisał list:

"Nie potrafię wybierać kto ma cierpieć.

Nie nadaję się na to.

Przykro mi."

Rano znaleźli go w latrynie.

Żyły podcięte jego własnym skalpelem.

ANALIZA BŁĘDU

Co poszło nie tak:

1. Emocjonalne podejmowanie decyzji – dawał morfinę każdemu kto cierpiał
2. Brak racjonowania – nie zostawił rezerwy na najcięższe przypadki
3. Błędna ocena priorytetów – krzyk ≠ śmiertelność
4. Brak alternatyw – morfina nie jest jedynym lekiem przeciwbólowym

Prawidłowe racjonowanie morfiny w warunkach bojowych:

- 20% zapasu = NIETYKALNY (na operacje, najcięższe przypadki)
- Ketamina dla przypadków umiarkowanych
- NLPZ dla lekkich urazów
- Szok endogenny = naturalne znieczulenie (nie wymaga morfiny natychmiast)

LEKCJE

LEKCJA 1: MORFINA TO BROŃ OSTATNIEJ SZANSY

- Nie dla każdego kto cierpi
- Przede wszystkim dla krytycznych procedur chirurgicznych
- Ketamina, NLPZ – to alternatywy

LEKCJA 2: TWARDOŚĆ RATUJE ŻYCIE

- Współczucie bez racjonalności zabija
- Racjonowanie to obowiązek, nie okrucieństwo
- Emocje = wróg decyzji medycznych

LEKCJA 3: PLANUJ NA NAJGORSZE

- Zawsze zostawiaj rezerwę (minimum 20%)
- Najcięższy ranny może przyjść PÓŹNIEJ
- Nie wiesz co przyniesie kolejna godzina

KLUCZ DO ZAPAMIĘTANIA

Morfina rozdana wszystkim = morfina dla nikogo, gdy naprawdę potrzebna.

Współczucie bez kalkulacji = śmierć.

20% zapasu = nietykalny.

4.3 POMYLONE LEKI W CIEMNOŚCI

Listopad 2023, pozycje pod Awdijiwką. Trzecia doba bez prądu.

Rosjanie rozwalili każdy generator w okolicy. Latarki?

Baterie zdechły wczoraj.

"Chemik" – medyk z 2-letnim stażem. Dobry. Doświadczony.

Ale ciemność nie wybacza.

02:30 – NOCNY KOSZMAR

Atak. Eksplozja 50 metrów od ziemianki.

Krzyk: "Medyk! Noga!"

Chemik budzi się z półsnu. Chwyta torbę. Biegnie po omacku.

Pacjent: Szeregowy "Małolat", 18 lat. Otwarte złamanie piszczeli.

Kość wystaje, krew sączy.

Plan: Ketamina na ból i dysocjację, potem stabilizacja.

CIEMNOŚĆ TOTALNA

Chemik sięga do torby. Szuka fiolki po omacku.

Ketamina? Morfina? Adrenalina?

W ciemności wszystkie fiolki są identyczne.

Dotyk. Wielkość podobna. Kształt podobny.

Decyzja.

Nabiera do strzykawki. Wstrzykuje domięśniowo.

30 SEKUND PÓŹNIEJ

Małolat zaczyna dygotać.

Tętno skacze: 80... 120... 160... 200...

Źrenice jak szpilki. Pot leje się strumieniami.

"Pali! Pali mnie!"

Chemik wie. Natychmiast wie.

Adrenalina. Wstrzyknął adrenalinę zamiast ketaminy.

REAKCJA ŁAŃCUCHOWA

Ciśnienie przez sufit: 200/140... 220/160...

Małolat chwyta się za pierś.

"Nie mogę... oddychać..."

Zawał. W wieku 18 lat. Od adrenaliny, która miała być ketaminą.

1mg adrenaliny domięśniowo u zdrowego 18-latka bez wskazań = kardiotoksyczność.

PRÓBA RATOWANIA

Chemik próbuje RKO w ciemności.

Nie trafia optymalnie w punkt ucisku. Łamie żebra zbyt agresywnie.

Drugi medyk przynosi świeczkę.

Za późno.

Małolat nie żyje. 18 lat. Złamana noga. Umarł od pomyłki.

RANO – ODKRYCIE

Przy świetle sprawdzają fiolki.

Ketamina – gumka recepturka na szyjce (znak rozpoznawczy Chemika). Adrenalina – bez oznaczenia.

Chemik zawsze oznaczał swoje leki.

Ale wczoraj dostali nową dostawę.

Nie zdążył oznaczyć...

SPIRALA W DÓŁ

Chemik nie mógł spać. Nie mógł jeść. Widział twarz Małolata w każdej chwili ciemności.

Tydzień później popełnił kolejny błąd – podał 10× za dużo morfiny.

Pacjent przeżył, ale ledwo.

Odesłany na tyły. Diagnoza: "Wyczerpanie bojowe."

Prawda: Zabity psychicznie przez własny błąd.

ANALIZA BŁĘDU

Co poszło nie tak:

1. Brak systemu oznaczeń dotykowych na WSZYSTKICH lekach
2. Nowa dostawa nieoznakowana
3. Działanie po omacku bez weryfikacji
4. Brak światła awaryjnego

System oznaczeń dotykowych (wypracowany krwią):

- Ketamina – gumka recepturka na szyjce
- Morfina – kawałek taśmy tekstylnej
- Adrenalina – nacięcie nożem na korku
- Atropina – dwie gumki
- Antybiotyk – szorstka taśma

Dotkniesz – wiesz. Nawet w absolutnej ciemności.

LEKCJE:

LEKCJA 1: OZNACZENIE LEKÓW TO ŻYCIE

- KAŻDY lek musi mieć dotykowy znak rozpoznawczy
- Gumka, taśma, nacięcie – cokolwiek
- Sprawdzaj ZAWSZE, nawet znane fiolki
- Nowa dostawa = natychmiastowe oznakowanie

LEKCJA 2: ŚWIATŁO = PRIORYTET

- Zapasowe baterie > dodatkowa amunicja
- Świeczki, chemiczne światła – wszystko się liczy
- W ciemności nie ratujesz – zabijasz

LEKCJA 3: ZMĘCZENIE MULTIPLIKUJE BŁĘDY

- Niewyspany medyk = broń masowego rażenia
- Rotacja obowiązkowa

- Sen > bohaterstwo

KLUCZ DO ZAPAMIĘTANIA

W ciemności wszystkie fiolki są identyczne.

Dotyk musi wystarczyć do identyfikacji.

Światło = życie. Ciemność = śmierć.

4.4 ALGORYTM KTÓRY ZABIŁ – ŚLEPA PROCEDURA

Marzec 2024, Robotyne.

"Procedura" – tak go nazywali. Świeżo po kursie NATO.

Znał MARCH jak własną kieszeń. Recytował go we śnie.

Massive bleeding → **A**irway → **R**espiration → **C**irculation → **H**ypothermia

Święty algorytm. Niezmienny. Uniwersalny.

Zabójczy.

15:47 – KONTAKT

IED. Ładunek kierunkowy. Szeregowy "Gruby" leży 10 metrów od leja.

Procedura biegnie. Zaczyna algorytm:

M – MASSIVE BLEEDING

Skanuje wzrokiem:

- Ręce – całe
- Nogi – całe
- Tors – ubranie nienaruszone

"Brak masywnego krwotoku. Dalej."

A – AIRWAY

Sprawdza drogi oddechowe:

- Czyste

- Język na miejscu

"Drożne. Dalej."

R – RESPIRATION

- Klatka unosi się? Tak.
- Oddechy? 20/min.
- Szmery? Symetryczne.

"Oddycha. Dalej."

C – CIRCULATION

- Puls? Jest. 120/min, ale jest.
- Skóra? Blada, ale...

15:51 – GRUBY PRZESTAJE ODDYCHAĆ

Procedura panikuje. Wraca do R.

Oddech? Nie ma.

RKO!

30 uciśnięć, 2 oddechy. Nic. 30 uciśnięć, 2 oddechy. Nic.

Ktoś krzyczy: "Krew! Pod nim krew!"

Procedura przewraca Grubego.

Pachwina. Mała dziurka, 5mm.

Ale tętnica udowa rozerwana od środka.

Cała krew wylała się pod ciało. W piasek. Niewidoczna z góry.

4 litry krwi. W ziemi. Podczas gdy on sprawdzał kolejne literki algorytmu.

ŚMIERĆ WEDŁUG PROCEDURY

Gruby wykrwawił się w ciągu 4 minut.

Procedura robił wszystko "zgodnie z książką".

Książka nie przewidziała krwawienia pod pacjentem.

ANALIZA BŁĘDU

Co poszło nie tak:

1. Nie obrócił pacjenta – MARCH nie mówi wprost "obróć"
2. Skupił się na algorytmie, nie na pacjencie
3. Zignorował bladość skóry jako objaw krwotoku
4. Stracił 4 minuty na "procedurę" zamiast szukać przyczyny stanu

Co powinien zauważyć:

- Bladość + szybki puls = gdzieś ucieka krew
- Brak widocznego krwawienia + objawy wstrząsu = szukaj niewidocznego krwawienia
- Pacjent leży = sprawdź CO JEST POD NIM

LEKCJE

LEKCJA 1: ALGORYTM TO SŁUGA, NIE PAN

- MARCH to framework, nie religia
- Myśl, nie recytuj
- Pacjent > procedura

LEKCJA 2: OBRACAJ PACJENTA

- Zawsze sprawdź plecy, pośladki, tyły kończyn
- Krew spływa w dół – sprawdź co jest pod pacjentem
- 10 sekund na obrócenie może uratować życie

LEKCJA 3: ŁĄCZ OBJAWY

- Bladość + tachykardia = krwotok (nawet jeśli nie widać krwi)
- Objawy wstrząsu bez widocznej przyczyny = szukaj dalej
- Brak widocznego krwawienia ≠ brak krwawienia

KLUCZ DO ZAPAMIĘTANIA

MARCH to narzędzie, nie wyrok.

Pacjent umiera pod tobą – dosłownie. Sprawdź co jest pod spodem.

Objawy wstrząsu + brak widocznego krwawienia = krwawienie niewidoczne. SZUKAJ.

4.5 EWAKUACJA KTÓRA ZABIŁA – CHEST SEAL ZABÓJCA

Maj 2023, Bachmut.

"Ratownik" – 3 lata doświadczenia. Setki uratowanych.

Pewny siebie. Za pewny.

Pacjent: Snajper trafił w klatkę.

Wlot 7.62mm z przodu, wylot z tyłu. Klasyka.

PROCEDURA STANDARDOWA

Ratownik działa podręcznikowo:

- Chest seal na wlot (zakładaj NA WYDECHU) ✓
- Chest seal na wylot (zakładaj NA WYDECHU) ✓
- Pozycja półsiedząca ✓
- Tlen – brak, ale oddycha sam ✓
- Ewakuacja ASAP ✓

Wszystko zgodnie z książką. Podręcznikowo wręcz.

20 MINUT JAZDY

Droga jak powierzchnia księżyca. Każda dziura to wstrząs.

Ranny jęczy przy każdym wstrząsie.

Po 10 minutach: Duszność narasta.

Po 15 minutach: Sinica – sine usta, sine palce.

Po 20 minutach: Bezdech.

PUNKT MEDYCZNY – ZA PÓŹNO

Felczer od razu wie. Odma prężna.

Chest seal zadziałał ZA DOBRZE. Uszczelnił ranę, ale płuco pękło wewnątrz od urazu.

Powietrze z płuca uchodziło do jamy opłucnej.

Nie miało ujścia na zewnątrz (chest seal szczelny). Ciśnienie rosło.

Śródpiersie przesunęło się. Zdrowe płuco też przestało działać.

Serce uciśnięte.

Igła 14G między żebra. SSSSSSS – powietrze uchodzi.

Za późno. Niedotlenienie mózgu trwało za długo. Śmierć.

ANALIZA BŁĘDU

Co poszło nie tak:

1. Brak monitoringu podczas transportu
2. Brak gotowości do natychmiastowej dekompresji
3. Zignorowanie narastającej duszności
4. Brak użycia chest seal z zastawką (wentylowanego)

Mechanizm odmy prężnej przy chest seal:

- Rana penetrująca może uszkodzić płuco
- Powietrze ucieka z płuca do jamy opłucnej
- Chest seal zamyka drogę ucieczki na zewnątrz
- Ciśnienie rośnie z każdym oddechem
- Śródpiersie przesuwa się
- Śmierć w 15-30 minut bez dekompresji

LEKCJE

LEKCJA 1: CHEST SEAL = ZAWSZE GOTOWOŚĆ DO DEKOMPRESJI

- Igła 14G musi być w zasięgu ręki, nie w torbie
- Przyklejona taśmą OBOK chest seala
- Instrukcja dla innych: "Jeśli sinica – wbij tu"

LEKCJA 2: MONITORUJ BEZ PRZERWY

- Sprawdzaj oddech co 2-3 minuty podczas transportu
- Sinica + duszność = NATYCHMIAST nakłuj (nie czekaj na punkt medyczny)
- Lepiej nakłuć niepotrzebnie niż patrzeć, jak umiera

LEKCJA 3: UŻYWAJ CHEST SEAL Z ZASTAWKĄ

- Wentylowany seal > szczelny seal
- Zastawka pozwala powietrzu wyjść, ale nie wejść
- Jeśli nie masz z zastawką – zostaw róg odchylony

NOWA PROCEDURA

Po założeniu chest seal:

1. Igła 14G przyklejona taśmą widocznie OBOK seala
2. Napis markerem: "SINICA = WBIJ"
3. Monitoring co 2-3 minuty
4. Przy PIERWSZYCH oznakach duszności/sinicy = dekompresja

KLUCZ DO ZAPAMIĘTANIA

Chest seal ratuje życie. Chest seal bez monitoringu zabija.

Igła musi być W RĘCE, nie w torbie.

Sinica + duszność po chest seal = NAKŁUJ NATYCHMIAST.

4.6 TRIAGE KTÓRY ZABIŁ – KRZYK NIE ZNACZY PRIORYTET

Październik 2022, Łyman. 12 rannych jednocześnie. Jeden medyk.

"Selektor" – dobra nazwa. Wybierał kto żyje.

Wybierał źle.

PIERWSZE SPOJRZENIE

Krzykacz: Szeregowy, rana uda.

- Wyje jak opętany:
  "RATUJ MNIE! UMIERAM! BŁAGAM!"
- Krew na spodniach, trzyma się za nogę.

Cichy: Sierżant, leży spokojnie, rana głowy.

- Oddycha. Milczy.
- Oczy otwarte, nie reaguje.

Chodzący: Kapral, ręka krwawi, ale stoi.

- "Dam radę, zajmij się nimi."

DECYZJA SELEKTORA

- CZERWONY (natychmiast) → Krzykacz (bo krzyczy = ból = priorytet)
- ŻÓŁTY (może czekać) → Cichy (bo spokojny = stabilny)
- ZIELONY (chodzący ranny) → Chodzący (bo chodzi = ok)

45 MINUT PÓŹNIEJ

Krzykacz: Żyje.

- Rana powierzchowna mięśnia
- Kość cała, tętnica cała
- Więcej strachu niż ran
- Krzyczał, bo mógł – bo miał siłę krzyczeć

Cichy: Martwy.

- Krwiak wewnątrzczaszkowy
- Cichy, bo mózg umierał
- Nie krzyczał, bo nie mógł
- Umarł cicho, bez słowa

Chodzący: Krytyczny.

- Wykrwawiony
- Tętnica promieniowa przecięta
- Próbował sam zatamować, mówił, że "da radę"
- Adrenalina trzymała go na nogach
- Kiedy adrenalina puściła – zemdlał w kałuży własnej krwi

ANALIZA BŁĘDU

Błędne założenia:

1. Krzyk = ciężki stan (FAŁSZ – kto krzyczy, ma siłę krzyczeć)
2. Cisza = stabilność (FAŁSZ – kto milczy, może umierać)
3. Chodzenie = niski priorytet (FAŁSZ – adrenalina trzyma na nogach tymczasowo)

Prawidłowy triage:

- NIE słuchaj krzyku – oceniaj parametry życiowe
- Cichy pacjent = SPRAWDŹ PIERWSZY (może nie mieć siły krzyczeć)
- Chodzący ranny = SPRAWDŹ KRWAWIENIE (może być ukryte)

LEKCJE

LEKCJA 1: KRZYK ≠ ŚMIERTELNOŚĆ

- Kto krzyczy, ma drożne drogi oddechowe i siłę
- Kto milczy, może umierać

- Ignoruj dźwięk – patrz na fakty

LEKCJA 2: CHODZENIE ≠ STABILNOŚĆ

- Adrenalina trzyma na nogach przez 15-20 minut
- Sprawdź krwawienie nawet u chodzących
- "Dam radę" = nie ufaj, sprawdzaj

LEKCJA 3: SYSTEMATYCZNA OCENA WSZYSTKICH

Dla każdego rannego – 40 sekund:

- Oddech (10 sekund)
- Krwawienie (20 sekund)
- Świadomość (10 sekund)

Potem decyzja. Nie wcześniej.

KLUCZ DO ZAPAMIĘTANIA

Cisi umierają pierwsi. Sprawdzaj ich najpierw.

Krzyk to objaw siły, nie słabości.

"Dam radę" to nie diagnoza – to adrenalina.

4.7 HIGIENA KTÓRA ZABIŁA – INFEKCJA POLOWA

Czerwiec 2023, Wuhłedar.

"Brudas" – ironiczne przezwisko.

Był naprawdę czysty.

Był.

Dopóki wojna nie zabrała wody.

72 GODZINY W OKOPACH

Deszcz, błoto, odchody.

Dosłownie – latryna zalana, wszystko się miesza.

Ręce? Czarne. Paznokcie jak u górnika.

Ale rękawiczek zostały 2 pary. Na 10 dni.

DZIEŃ 3 – RANNY

Rana postrzałowa uda. Przelotowa, czysta wlotowo i wylotowo.

Normalnie – opatrunek i ewakuacja.

Brudas patrzy na swoje ręce. Na rękawiczki (ostatnia para).

Decyzja.

"Przetrzyma. Nie takie rzeczy przeżywało się."

Pakuje ranę gołymi rękami. Gaza, bandaż. Brudne palce wciskają opatrunek w ranę.

DZIEŃ 7 – POCZĄTEK KOŃCA

Ranny gorączkuje. 38.5°C.

Rana cuchnie. Brzegi czerwone, spuchnięte. Ropa.

Brudas daje ostatni antybiotyk – Amoksycylina doustnie.

Za mało. Za późno. Złe spektrum.

DZIEŃ 10 – SEPSA

Ewakuacja niemożliwa. Ciągły ostrzał.

Ranny majaczy. Temperatura 41°C.

Dreszcze. Tachykardia 140. Ciśnienie spada.

Toksyny bakteryjne krążą w krwi.

DZIEŃ 12 – ŚMIERĆ

Niewydolność wielonarządowa.

Nerki pierwsze. Potem wątroba. Potem serce.

Wszystko zaczęło się od brudnych rąk.

PO WOJNIE

Brudas przeżył. Fizycznie.

Teraz myje ręce 50 razy dziennie. Obsesyjnie. Kompulsywnie.

"Widzę jego ranę na swoich dłoniach.

Zawsze."

ANALIZA BŁĘDU

Co poszło nie tak:

1. Brak jakiejkolwiek bariery między rękami a raną
2. Brak improwizacji ochronnej (worki, folie)
3. Nieadekwatna antybiotykoterapia
4. Opóźniona eskalacja problemu

Co mógł zrobić:

- Woreczek foliowy na rękę = lepsza bariera niż nic
- Spirytus/alkohol do dezynfekcji przed dotknięciem
- Czyste chusteczki/gaza jako bariera
- Antybiotyk o szerokim spektrum IV, jeśli dostępny

LEKCJE

LEKCJA 1: RĘKAWICZKI > WSZYSTKO

- Nawet zużyte jednokrotnie
- Nawet dziurawe
- Jakakolwiek bariera > żadna bariera

LEKCJA 2: IMPROWIZUJ BARIERĘ

- Woreczki foliowe na ręce
- Czysta chusteczka między dłonią a raną
- 100ml spirytusu > 1L wody do picia (w kontekście dezynfekcji)

LEKCJA 3: INFEKCJA ZABIJA PÓŹNIEJ, ALE PEWNIEJ

- Czysta rana + brudne ręce = brudna rana
- Sepsa ma 40-60% śmiertelności w warunkach polowych
- 30 sekund dezynfekcji > 12 dni umierania

HIGIENA W PIEKLE – ROZWIĄZANIA

Gdy nie masz rękawiczek:

1. Woreczki foliowe (od żywności, amunicji)
2. Czysta gaza jako bariera
3. Alkohol/spirytus na ręce przed kontaktem
4. Unikaj dotykania wnętrza rany – pracuj na brzegach

Zawsze miej:

- Minimum 50ml alkoholu/spirytusu
- 2-3 pary rękawiczek jako nietykalny zapas
- Czyste gaziki w szczelnym opakowaniu

KLUCZ DO ZAPAMIĘTANIA

Brudne ręce = sepsa = śmierć.

Jakakolwiek bariera > żadna bariera.

Infekcja zabija wolniej niż krwotok, ale równie skutecznie.

4.8 NIEDOKOŃCZONA PROCEDURA – 10 SEKUND DO ŚMIERCI

Styczeń 2024, Krynki.

"Sprint" – najszybszy medyk w kompanii. Założenie opaski?

15 sekund. Rekord batalionu.

Uratował dziesiątki. Szybkość była jego znakiem firmowym.

Szybkość go zabiła. Nie jego – rannego.

PODMUCH IED

Dwóch rannych:

- Szeregowy "Lewy" – lewa noga amputowana pourazowo
- Szeregowy "Prawy" – prawa noga wisi na skórze, masywne krwawienie

Sprint działa:

Lewy: Opaska w 12 sekund. Rekord! Krwotok zatrzymany.

Zabezpieczony.

Prawy: Zaczyna zakładać opaskę...

GWIZD!

"MOŹDZIERZE! KRYJ SIĘ!"

DECYZJA W UŁAMKU SEKUNDY

Sprint ma opaskę w ręce. Prawy krwawi. 10 sekund do założenia.

Ale moździerz leci. 5 sekund do uderzenia.

Sprint rzuca opaskę. Biegnie do leja.

BUM! BUM! BUM!

Przeżył.

PO OSTRZALE

Wraca do Prawego.

Za późno.

Wykrwawił się. 2 litry krwi w błocie.

10 sekund. Tyle brakowało.

ANALIZA BŁĘDU

Dylemat:

- Dokończyć opaskę (10 sekund, ryzyko trafienia)
- Schować się (przeżyć, ale Prawy może się wykrwawić)

Co powinien zrobić:

1. Dokończyć opaskę (10 sekund – zdążyłby przed uderzeniem)
2. Wciągnąć Prawego do leja ze sobą
3. Albo przynajmniej zacisnąć opaskę częściowo – jakiekolwiek tamowanie > żadne

Prawda:

- Panika wygrała z kalkulacją
- "5 sekund do uderzenia" to było założenie, nie fakt
- Uderzenie było 50m dalej – miał więcej czasu niż myślał

LEKCJE

LEKCJA 1: DOKOŃCZ TO CO ZACZĄŁEŚ

- Niedokończona opaska = brak opaski
- 10 sekund to mniej niż myślisz
- Rzucona opaska nie tamuje krwawienia

LEKCJA 2: KALKULUJ, NIE PANIKUJ

- "5 sekund do uderzenia" – skąd wiesz?
- Gwizd moździerza to 3-7 sekund przed uderzeniem
- Masz więcej czasu niż myślisz w panice

LEKCJA 3: ZACIŚNIJ CHOCIAŻ CZĘŚCIOWO

- Nawet luźna opaska to lepsza niż nic
- Nawet niezabezpieczony windlass to jakieś tamowanie
- Cokolwiek > nic

SPRINT TERAZ

Już nie jest "najszybszy". Jest "najdokładniejszy".

Kończy każdą procedurę, którą zaczął.

Zawsze.

"10 sekund. Prawy potrzebował 10 sekund.

Ja potrzebowałem jaj, żeby zostać."

KLUCZ DO ZAPAMIĘTANIA

Niedokończona procedura = brak procedury.

10 sekund więcej > żałoba do końca życia.

Panika zabija więcej niż moździerze.

4.9 DOŚWIADCZENIE KTÓRE KŁAMIE – BŁĘDNE PRIORYTETY

Wrzesień 2023, kierunek Tokmak.

Dwóch rannych, jeden medyk – "Senior". 15 lat doświadczenia.

Pacjent A: Młody szeregowy, 19 lat.

- Pierwszy raz ranny
- Płacze: "Boję się! Nie chcę umrzeć! Mamo!"
- Rana ręki, krew sączy

Pacjent B: Stary sierżant, 45 lat.

- Czwarta rana w tej wojnie
- Spokojny: "Daj młodemu, ja poczekam."
- Rana brzucha, trzyma się za bok

DECYZJA SENIORA

Senior patrzy. Analizuje. Decyduje.

Młody płacze = potrzebuje pomocy = emocjonalny priorytet.

Stary spokojny = da radę poczekać = może zaczekać.

Idzie do młodego.

BŁĄD DOŚWIADCZENIA

Senior uspokaja młodego. Opatruje rękę. Morfina dla komfortu.

20 minut.

Wraca do starego.

Stary nie oddycha.

Rana brzucha = rozerwana śledziona. Krwawienie wewnętrzne.

2 litry w jamie brzusznej.

Umarł cicho. Jak żył. Bo doświadczeni umierają cicho.

"Daj młodemu" – to było pożegnanie, nie triage.

ANALIZA BŁĘDU

Błędne założenia Seniora:

1. Płacz = większy problem (FAŁSZ – płacz = siła na płacz)
2. Spokój = stabilność (FAŁSZ – spokój = szok/doświadczenie)
3. "Ja poczekam" = może czekać (FAŁSZ – to mogło być pożegnanie)

Sygnały które zignorował:

- Rana brzucha > rana ręki (lokalizacja!)
- Bladość starego (objaw krwawienia wewnętrznego)
- ZA DUŻY spokój (nienaturalny przy ranie brzucha)

LEKCJE

LEKCJA 1: DOŚWIADCZENI UMIERAJĄ CICHO

- Nie krzyczą
- Nie proszą
- Nie pokazują bólu
- I dlatego giną

LEKCJA 2: SPOKÓJ ≠ STABILNOŚĆ

- Spokój może oznaczać szok
- Spokój może oznaczać akceptację śmierci
- Sprawdzaj spokojnych PIERWSZYCH

LEKCJA 3: LOKALIZACJA > EMOCJE

- Rana brzucha > rana ręki (nawet jeśli ręka krwawi bardziej)

- Oceniaj anatomicznie, nieemocjonalnie
- "Gdzie jest rana?" ważniejsze niż "Jak reaguje pacjent?"

NOWA ZASADA SENIORA

"Spokojny = sprawdź pierwszy. Bo bohaterowie umierają po cichu."

KLUCZ DO ZAPAMIĘTANIA

Doświadczeni żołnierze wiedzą, jak umierać z godnością.

Twoim zadaniem jest nie pozwolić im na to.

Sprawdzaj cichych pierwszych.

4.10 IMPROWIZACJA KTÓRA ZABIŁA – YOUTUBE MEDYCYNA

Kwiecień 2024, Czasiw Jar.

"Haker" – sam się tak nauczył. YouTube, TikTok, fora medyczne.

Tysiące godzin filmów.

Wiedział wszystko.

Teoretycznie.

PROBLEM

Pacjent: Rana klatki piersiowej, narastająca duszność.

Diagnoza Hakera: Odma opłucnowa prężna.

Trzeba nakłuć.

Sprzęt: Brak igły 14G do dekompresji.

ROZWIĄZANIE Z YOUTUBE

Haker pamięta film: "Możesz użyć noża, gdy nie masz igły.

Nacięcie między żebrami uwalnia powietrze."

Widział to 100 razy na filmach. Wydawało się proste.

REALNOŚĆ

Scyzoryk. Alkohol do dezynfekcji. Środkowa linia obojczykowa, drugie międzyżebrze.

"Widziałem to 100 razy.

Dam radę."

Nacina.

Za głęboko. Za szybko.

Bez wyczucia tkanek.

Tętnica międzyżebrowa.

Krew tryska jak z fontanny.

3 MINUTY

Tyle zajęło wykrwawienie.

Z odmy prężnej by przeżył godzinę – wystarczająco do ewakuacji.

Z rozerwanej tętnicy międzyżebrowej – nie.

Umarł od procedury ratunkowej.

Od "rozwiązania" z YouTube.

ANALIZA BŁĘDU

Co poszło nie tak:

1. Improwizacja bez praktyki – widział na filmie, nigdy nie robił
2. Brak wyczucia tkanek – film nie daje feedbacku dotykowego
3. Niewłaściwe narzędzie – scyzoryk to nie skalpel
4. Brak planu B – gdy zaczęło krwawić, nie wiedział co robić

Różnica YouTube vs rzeczywistość:

- Film nie pokazuje oporu tkanek
- Film nie pokazuje co może pójść źle
- Film nie pokazuje wariantów anatomicznych
- W filmie jest "cofnij", w życiu nie ma

LEKCJE

LEKCJA 1: YOUTUBE ≠ RZECZYWISTOŚĆ

- Film nie daje feedbacku dotykowego
- Film nie pokazuje komplikacji
- Nie ma "cofnij" w realnym życiu

LEKCJA 2: IMPROWIZUJ TYLKO TO, CO...

- Ćwiczyłeś na modelu/zwłokach
- Widziałeś NA ŻYWO (nie na filmie)
- Ktoś ci pokazał prowadząc twoje ręce

LEKCJA 3: LEPIEJ NIE ROBIĆ NIŻ ZROBIĆ ŹLE

- Z odmy prężnej przeżyłby godzinę
- Z rozerwanej tętnicy – 3 minuty
- Czasem "nie wiem jak" to lepsza odpowiedź niż "widziałem na YouTube"

ZASADA

Improwizacja = ostateczność + wiedza praktyczna.

Bez wiedzy praktycznej = loteria.

W loterii częściej przegrywasz niż wygrywasz.

KLUCZ DO ZAPAMIĘTANIA

YouTube może nauczyć teorii.

Nie może nauczyć rąk.

Lepiej powiedzieć "nie umiem" niż zabić próbując.

Oglądanie ≠ umiejętność.

4.11 PRZEDAWKOWANIE ADRENALINY – GDY RATOWANIE ZABIJA

Listopad 2023, Awdijiwka.

"Doktor" – paramedyk z 4-letnim doświadczeniem cywilnym.

Pierwszy miesiąc na froncie.

Przyzwyczajony do dawek szpitalnych.

Przyzwyczajony do wsparcia zespołu.

Przyzwyczajony do możliwości korekty błędu.

Nic z tego nie miał na froncie.

SYTUACJA KRYTYCZNA

Pacjent: Kapral "Twardziel", 32 lata. Anafilaksja po ukąszeniu osy.

Język puchnie, duszność narasta.

Standard cywilny: Adrenalina 0.3-0.5mg domięśniowo.

BŁĘDNA KALKULACJA

Doktor ma ampułkę: Adrenalina 1mg/1ml (standard wojskowy).

Myśl: "W szpitalu przy zatrzymaniu krążenia daje się całą ampułkę IV. Tu pewnie też można."

Wstrzykuje 1mg adrenaliny DOŻYLNIE.

Problem: To jest dawka do zatrzymania krążenia, nie do anafilaksji.

I dożylnie działa 10× szybciej niż domięśniowo.

30 SEKUND – REAKCJA ŁAŃCUCHOWA

Tętno: 60... 120... 180... 220 uderzeń/min.

Ciśnienie: 200/140... 250/180...

Twardziel chwyta się za pierś: "Serce mi wyskoczy!"

Zawał w wieku 32 lat. Nadmierna stymulacja serca.

Arytmia złośliwa. Fibrilacja komór.

PRÓBA RATOWANIA

Doktor próbuje RKO.

Ale sam jest w szoku. "Chciałem mu pomóc... Co ja zrobiłem?"

Drugi medyk przejmuje. Za późno. Twardziel umiera. Nie od osy. Od adrenaliny, która miała go uratować.

ANALIZA BŁĘDU

Błędne założenia:

1. Dawka szpitalna = dawka polowa (FAŁSZ)
2. IV = IM (FAŁSZ – IV działa 10× szybciej i silniej)
3. Więcej = lepiej (FAŁSZ przy adrenalinie)

Prawidłowe dawkowanie adrenaliny:

Sytuacja	Dawka	Droga
Anafilaksja	0.3-0.5 mg	IM (udo)
Zatrzymanie krążenia	1 mg	IV
Wstrząs anafilaktyczny ciężki	0.1 mg	IV (rozcieńczone!)

Dożylnie przy anafilaksji:

- Rozcieńczyć 1mg w 10ml soli = 0.1mg/ml
- Podawać po 0.1mg, do efektu
- NIGDY całą ampułkę na raz

LEKCJE

LEKCJA 1: ZNAJ SWOJE STĘŻENIA I DAWKI

- Sprawdzaj KAŻDĄ etykietkę
- Wojskowe ≠ cywilne (czasem)
- W wątpliwości → mniejsza dawka

LEKCJA 2: DROGA PODANIA = ŻYCIE LUB ŚMIERĆ

- IM = bezpieczniejsze, wolniejsze
- IV = szybsze, ale ryzykowne
- W wątpliwości → zawsze IM

LEKCJA 3: DOŚWIADCZENIE CYWILNE MOŻE ZABIĆ

- Szpital ma zespół, pole ma ciebie
- Szpital ma defibrylator, pole może nie mieć
- Błąd w szpitalu = reanimacja; błąd w polu = grób

KLUCZ DO ZAPAMIĘTANIA

Adrenalina ratuje i zabija tą samą siłą.

0.3mg IM = życie. 1mg IV = śmierć.

Mniej = bezpieczniej. Więcej = grób.

4.12 ZŁA POZYCJA TRANSPORTOWA – ŚMIERĆ W DRODZE

Sierpień 2023, Robotyne.

"Kierowca" – doświadczony szofer ambulansu. 1000+ ewakuacji. Rutyna była jego wrogiem.

Pacjent: Młodszy szeregowy "Student", 21 lat. Rana postrzałowa głowy. Przytomny, odpowiada na pytania.

STANDARDOWA PROCEDURA

Kierowca działa automatycznie – tak jak zawsze:

- Pacjent na plecach na noszach ✓
- Pasy bezpieczeństwa zapięte ✓
- Jazda do szpitala – 45 minut ✓

Standard. Rutyna. 1001 ewakuacja.

15 MINUT DROGI

Student zaczyna wymiotować.

Rana głowy = obrzęk mózgu = nudności = wymioty.

Pozycja na plecach = treść żołądkowa cofa się do gardła.

Pasy = nie może się obrócić.

ZADŁAWIENIE

Krztusi się własną krwią zmieszaną z wymiocinami.

Bulgotanie w gardle. Próbuje się obrócić – pasy go trzymają.

ZA PÓŹNO

Kierowca słyszy bulgotanie. Zatrzymuje się.

Student sinieje. Usta pełne krwi i wymiotów.

Rozpina pasy. Obraca na bok. Próbuje wyczyścić drogi oddechowe.

Za późno.

Aspiracja do płuc. Zatrzymanie oddechowe. RKO niemożliwe – płuca pełne treści żołądkowej.

Student umiera z twarzą przy rurze wydechowej ambulansu.

ANALIZA BŁĘDU

Co poszło nie tak:

1. Automatyczna pozycja na plecach – bez oceny ryzyka
2. Ścisłe pasy – brak możliwości samodzielnego obrotu
3. Brak monitoringu – kierowca nie widział pogorszenia
4. Rutyna zabiła myślenie

Kiedy pozycja na plecach jest ZABÓJCZA:

- Uraz głowy (ryzyko wymiotów)
- Krwawienie z twarzy/nosa (krew spływa do gardła)
- Pacjent z zaburzeniami świadomości (brak odruchu obronnego)
- Intoksykacja (wymioty prawie pewne)

LEKCJE

LEKCJA 1: POZYCJA ZALEŻY OD URAZU

- Uraz głowy = pozycja boczna bezpieczna
- Uraz kręgosłupa = pozycja na plecach z stabilizacją

- Uraz brzucha = pozycja na plecach z ugiętymi nogami
- Nieprzytomny = pozycja boczna bezpieczna

LEKCJA 2: MONITORUJ PODCZAS TRANSPORTU

- Pacjent musi być w zasięgu wzroku
- Zatrzymuj się przy pierwszych oznakach wymiotów
- Ssak gotowy (jeśli dostępny)

LEKCJA 3: PASY MUSZĄ POZWALAĆ NA RUCH

- Wystarczająco luźne by pacjent mógł się obrócić
- Wystarczająco ciasne by nie wypadł
- Kompromis między bezpieczeństwem a mobilnością

NOWA PROCEDURA KIEROWCY

Dla każdego urazu głowy:

1. Pozycja boczna bezpieczna od początku
2. Głowa lekko niżej (drenaż krwi)
3. Pasy luźne (możliwość ruchu)
4. Monitor co 5 minut
5. Zatrzymanie natychmiast przy nudnościach

Motto Kierowcy teraz: "Każdy transport to pierwszy transport. Nigdy nie rób nic automatycznie."

KLUCZ DO ZAPAMIĘTANIA

Pozycja transportowa to decyzja medyczna, nie rutyna.

Uraz głowy = pozycja boczna (wymioty prawie pewne).

Rutyna zabija więcej niż niewiedza.

4.13 BŁĘDY SYSTEMOWE – MASOWE OFIARY

Luty 2024, sektor Awdijiwka. Nie jeden medyk. Cały system.

Problem nie w człowieku. Problem w biurokracji.

SYSTEM "NA PAPIERZE"

Teoretycznie idealny:

- Jeden magazyn centralny – ekonomicznie
- Zapotrzebowanie raportowane – kontrola stanów
- Dostawa co 72h – regularność
- Oszczędność budżetu – efektywność

Teoria vs rzeczywistość.

DZIEŃ 1 – 06:00

Masywny atak rosyjski. 15 rannych w ciągu godziny.

Stan magazynu lokalnego:

- Opaski CAT: 3 sztuki (potrzeba 8)
- Morfina: 2 ampułki (potrzeba 12)
- Gaza hemostatyczna: 1 sztuka (potrzeba 6)

Telefon do centrali: "Potrzebujemy resupply. Masowe straty."

Centrala: "72h standardowy czas realizacji."

DZIEŃ 1 – 14:00

Telefon do centrali (desperacki):

Medyk: "Kurwa, ludzie umierają!" Centrala: "Bez formularza MD-47 nie ma dostawy. Regulamin."

Formularz MD-47 wymaga:

- Podpis lekarza (jest w terenie, brak łączności)
- Pieczęć jednostki medycznej (została w bazie 40km stąd)
- Uzasadnienie każdej pozycji (minimum 200 słów)
- Zgoda dowódcy (w szpitalu po ranieniu)

DZIEŃ 2 – 08:00

Drugi atak. 12 nowych rannych. Zapasy wyczerpane całkowicie.

Improwizacja z desperacji:

- Opaski z pasków skórzanych – 4 amputacje (można było uniknąć)
- Wódka jako antyseptyk – 2 przypadki ciężkich oparzeń chemicznych
- Brak morfiny – 1 zawał z bólu podczas zaopatrywania rany

DZIEŃ 2 – 15:00

Kolejny telefon.

Medyk: "6 umarło. Gdzie są dostawy?!" Centrala: "Formularz ma błąd w punkcie 7.3. Odesłano do korekty." Medyk: "JAKI BŁĄD?!" Centrala: "Podał Pan 'pilne' zamiast 'bardzo pilne'. Przepisy są jasne."

DZIEŃ 3 – 12:00

Dostawa przybywa. 54 godziny od pierwszego wezwania.

Bilans:

- 11 żołnierzy nie żyje
- 7 amputacji możliwych do uniknięcia
- 15 ciężkich powikłań infekcyjnych
- 3 medyków z załamaniem psychicznym

ANALIZA SYSTEMOWA

Koszty "oszczędności":

- Oszczędzono: ~50,000 zł na lokalnych magazynach
- Kosztowało: ~2,000,000 zł leczenie inwalidów + odszkodowania + straty osobowe
- ROI: -4000%

Czynniki systemowe zabójcze:

1. Biurokracja ważniejsza od życia
2. Standardowe czasy ignorują rzeczywistość bojową
3. Centralizacja = pojedynczy punkt awarii
4. Brak uprawnień decyzyjnych na poziomie taktycznym

LEKCJE

LEKCJA 1: SYSTEM MOŻE ZABIĆ MASOWO

- Jeden błąd systemowy = dziesiątki ofiar
- Biurokracja nie zatamuje krwotoku
- Regulamin nie ugasi bólu

LEKCJA 2: LOKALNE ZAPASY = ŻYCIE

- 72h zapasów MUSI być na miejscu zawsze
- Centralizacja = ryzyko opóźnień
- Zapas nietykalny = zapas na najgorszy dzień

LEKCJA 3: UPRAWNIENIA AWARYJNE

- Medyk MUSI mieć prawo zamówić bez formularzy w kryzysie
- Formularz po fakcie, nie przed
- Życie > procedura

NOWA DOKTRYNA PO AWDIJIWCE

1. **Emergency authority** – medyk może zamówić bez formularzy, gdy sytuacja krytyczna
2. **Local stockpiles** – 72h zapasów ZAWSZE na miejscu
3. **6h delivery** – maksymalny czas dostawy w sytuacji krytycznej

4. **Direct line** – medyk → magazyn, bez pośredników biurokratycznych

---

SŁOWA OCALAŁEGO MEDYKA

"System zabił więcej naszych żołnierzy niż tamten ostrzał. Paperwork nie zatamuje krwotoku. Regulamin nie ugasi bólu."
"Teraz gdy ktoś krwawi, dzwonię prosto do magazynu. Formularz wypełnię po pogrzebie. Albo po uratowaniu."

KLUCZ DO ZAPAMIĘTANIA

Błąd jednego człowieka = jedna ofiara. Błąd systemu = dziesiątki ofiar. Walcz z biurokracją jak z wrogiem.
Życie > formularz. Zawsze.

PODSUMOWANIE ROZDZIAŁU 4
13 BŁĘDÓW – 13 PRZYKAZAŃ

Błąd	**Przykazanie**
4.1 Krew, która kłamie	SPRAWDZAJ źródło krwawienia, nie zakładaj
4.2 Morfina, która zabiła	RACJONUJ leki, 20% zostaje jako rezerwa
4.3 Pomylone leki	OZNACZAJ wszystko dotykowo, światło = życie
4.4 Algorytm zabójca	MYŚL, nie tylko recytuj procedury
4.5 Chest seal zabójca	MONITORUJ i miej igłę w ręce, nie w torbie
4.6 Triage przez krzyk	SPRAWDZAJ cichych pierwszych

Błąd	Przykazanie
4.7 Brudne ręce	HIGIENA zawsze, bariera jakakolwiek > żadna
4.8 Niedokończona procedura	DOKAŃCZAJ co zacząłeś
4.9 Fałszywe doświadczenie	Spokojni = sprawdź PIERWSZYCH
4.10 YouTube medycyna	ĆWICZ na żywo, oglądanie ≠ umiejętność
4.11 Przedawkowanie adrenaliny	MNIEJ = bezpieczniej, znaj dawki
4.12 Zła pozycja transportu	POZYCJA zależy od urazu, nie od rutyny
4.13 Błędy systemowe	WALCZ z biurokracją, życie > formularz

STATYSTYKA KTÓRA BOLI

Analiza błędów bojowych (Ukraina 2022-2024):

- 78% opasek założonych niepotrzebnie lub źle
- 31% błędów farmakologicznych (dawki, drogi podania)
- 42% błędów proceduralnych (algorytm bez myślenia)
- 19% błędów transportowych
- 89% wszystkich błędów było możliwych do uniknięcia

KOŃCOWE PRZESŁANIE

Każdy medyk w tych historiach chciał ratować. Każdy działał najlepiej jak umiał.

Ale intencje nie liczą się na wojnie. Liczą się skutki.

Różnica między bohaterem a zabójcą to często jedna decyzja, jedno założenie, jedna chwila nieuwagi.

Ucz się. Ćwicz. Bądź pokorny.

Każdy błąd którego unikniesz to czyjeś życie ocalone.

Bo na wojnie nie ma powtórek.

Jest tylko pierwsza i ostatnia szansa.

Nie zmarnuj jej.

"Mądrość to uczenie się na błędach innych.

Doświadczenie to uczenie się na własnych.

Na wojnie możesz nie dożyć drugiego błędu."

— Stary medyk, 20 lat w mundurze, 0 złudzeń

ŹRÓDŁA – ROZDZIAŁ 4

Analiza błędów bojowych:

- Ukrainian Medical Corps: Preventable Death Analysis 2022-2024
- Combat Medic Incident Reports: Lessons in Blood
- US Army Medical Command: Died of Wounds Studies
- NATO Medical Committee: Error Prevention Guidelines

Psychologia błędów medycznych:

- Journal of Combat Medicine: Decision-Making Under Fire
- Military Psychology Review: Stress-Induced Medical Errors
- Combat Trauma Quarterly: Cognitive Load and Mistakes

Systemy zapobiegania:

- WHO Combat Medicine: Error Prevention Protocols

- Journal of Military Medicine: System Failures in Field Medicine
- Combat Medic Training Review: Learning from Mistakes

Zastrzeżenie: Opisane przypadki są oparte na realnych wydarzeniach bojowych. Dane osobowe zostały zmienione dla ochrony prywatności. Celem jest edukacja, nieosądzanie konkretnych osób. Każdy medyk w tych historiach działał najlepiej jak umiał w danej chwili – błędy były wynikiem sytuacji, stresu i ograniczeń, niezłej woli.

PODSUMOWANIE CZĘŚCI III – BŁĘDY, KTÓRE ZABIJAJĄ

ROZDZIAŁ 4: TRZYNAŚCIE BŁĘDÓW ŚMIERTELNYCH

BŁĄD 1: KREW, KTÓRA KŁAMIE

Ciśnienie 120/80 nie oznacza, że pacjent jest stabilny. Młody, zdrowy żołnierz kompensuje utratę krwi do ostatniej chwili – potem spada jak kamień. Tachykardia powyżej 100 przy „normalnym" ciśnieniu to alarm. Nie ufaj liczkom – patrz na człowieka.

BŁĄD 2: MORFINA, KTÓRA ZABIŁA

Morfina w hipowolemii to wyrok śmierci. Rozszerza naczynia, obniża ciśnienie – pacjent odpływa. Ketamina jest bezpieczniejsza przy wstrząsie. Zasada: najpierw płyny, potem ból. Nigdy odwrotnie.

BŁĄD 3: POMYLONE LEKI W CIEMNOŚCI

W nocy, pod ostrzałem, w stresie – ampułki wyglądają identycznie. Adrenalina zamiast atropiny. Morfina zamiast naloksonu. Rozwiązanie: dotykowe oznaczenia, segregacja zestawów, latarka zawsze przy sobie.

BŁĄD 4: ALGORYTM BEZ MYŚLENIA

MARCH/TCCC to narzędzie, nie religia. Ślepe podążanie za protokołem bez oceny sytuacji zabija. Algorytm mówi „sprawdź drogi oddechowe" – ale jeśli ranny ma oderwaną nogę i tryska krew, najpierw opaska. Myśl, potem działaj.

BŁĄD 5: EWAKUACJA, KTÓRA ZABIŁA

Pośpiech w ewakuacji = błędy. Ranny „stabilny" rzucony na nosze bez zabezpieczenia – opaska się poluzowała, krwotok wrócił, zmarł w drodze. Zasada: 30 sekund na sprawdzenie wszystkiego przed ruszeniem. Zawsze.

BŁĄD 6: TRIAGE OPARTY NA KRZYKU

Kto krzyczy najgłośniej, dostaje pomoc pierwszy. Błąd. Ten, który milczy, może umierać. Cichy pacjent z raną brzucha jest ważniejszy niż wrzeszczący ze złamaną ręką. Triage to logika, nie emocje.

BŁĄD 7: BRAK HIGIENY – INFEKCJA POLOWA

W okopie nie ma sterylności – ale są zasady. Brudne ręce + otwarta rana = sepsa w 48 godzin. Rękawiczki, dezynfekcja, antybiotyki profilaktycznie. Infekcja zabija więcej niż kule – tylko wolniej.

BŁĄD 8: NIEDOKOŃCZONA PROCEDURA

Opaska założona, opatrunek na miejscu – ale nie sprawdziłeś pleców. Ranny miał dwa otwory wlotowe. Wykrwawił się z rany, której nie widziałeś. Zasada: rozbierz do końca, obróć, sprawdź wszystko. Zawsze.

BŁĄD 9: DOŚWIADCZENIE, KTÓRE KŁAMIE

„Robiłem to sto razy" – i za sto pierwszym zrobiłeś błąd, bo przestałeś myśleć. Rutyna usypia czujność. Doświadczony medyk pomija kroki, bo „wie lepiej". A potem pacjent umiera od czegoś banalnego.

BŁĄD 10: IMPROWIZACJA Z YOUTUBE

Tutorial oglądany o 3 w nocy nie zastąpi treningu. Medyk próbuje procedury, której nigdy nie ćwiczył – bo „widział na filmie". Efekt: perforacja tętnicy, krwotok, zgon. Oglądaj, ale ćwicz na fantomie zanim dotkniesz człowieka.

BŁĄD 11: PRZEDAWKOWANIE ADRENALINY

Adrenalina ratuje życie – ale przedawkowana zabija. Migotanie komór, zatrzymanie akcji serca. Dawkowanie musi być precyzyjne. W stresie łatwo wstrzyknąć za dużo. Zasada: odmierz, sprawdź, potem podaj.

BŁĄD 12: ZŁA POZYCJA TRANSPORTOWA

Ranny z urazem kręgosłupa przenoszony „na rękach". Ranny z raną brzucha leżący płasko – treść żołądka wlewa się do klatki piersiowej. Pozycja transportowa to nie szczegół – to życie lub śmierć.

BŁĄD 13: BŁĘDY SYSTEMOWE – MASOWE OFIARY

Jeden medyk na 30 rannych. Brak komunikacji między punktami. Ewakuacja jedzie w złe miejsce. Ranny czeka 6 godzin, bo „nikt nie wiedział". Błędy systemowe zabijają więcej niż błędy indywidualne. System trzeba ćwiczyć, nie tylko jednostki.

KLUCZOWE WNIOSKI:

1. Nie ufaj danym – ufaj instynktowi i pełnemu obrazowi pacjenta.
2. Ból leczymy PO stabilizacji hemodynamicznej, nie przed.
3. Ciemność i stres mnożą błędy – przygotuj się zawczasu.
4. Algorytm to przewodnik, nie zastępstwo myślenia.
5. Pośpiech zabija – 30 sekund weryfikacji ratuje życie.
6. Triage to logika oparta na rokowaniu, nie na hałasie.

7. Higiena w polu to życie lub śmierć w ciągu 48 godzin.
8. Sprawdź całe ciało – każdy otwór, przód i tył.
9. Rutyna usypia – traktuj każdego pacjenta jak pierwszego.
10. YouTube to inspiracja, nie szkolenie.
11. Leki ratunkowe mają wąskie okno terapeutyczne – precyzja jest obowiązkowa.
12. Pozycja transportowa jest częścią leczenia.
13. System trzeba testować zanim będzie potrzebny.

Każdy z tych błędów kosztował kogoś życie.

Każdy jest do uniknięcia.

Nauka na cudzych błędach to najtańsza lekcja – zapłacona cudzą krwią, nie Twoją.

CZĘŚĆ IV: HISTORIE, KTÓRE UCZĄ

Rozdział 5: Dziewięć historii z frontu

„Doświadczenie to suma błędów, które przeżyłeś.

Mądrość to umiejętność uczenia się z cudzych błędów."

5.1. „Nie wrócił" – Awdijiwka, listopad 2023

Relacja medyka „Wilka"

Leżał metr ode mnie, gdy walnęło. Mina pułapka w okopie pod Awdijiwką, gdzie artyleria waliła bez przerwy, a drony FPV polowały na każdy ruch.

Odłamek rozciął mu biodro. W pierwszej chwili myślałem, że to zadrapanie. Śmiał się, mówiąc: „Chyba nieźle walnęło, co?"

Potem spojrzałem pod kurtkę.

Krew nie tryskała jak fontanna – to było sączenie, zdradliwe, głębokie. Krocze pełne ciemnej, mokrej plamy.

Działanie

Wiedziałem, że standardowa opaska CAT tutaj nie zadziała – rana za wysoko w pachwinie. Próbowałem dwa podejścia.

Najpierw ucisk pięścią bezpośrednio w tętnicę, wciskając ją w kość miednicy. Krew zwolniła, ale nie zatrzymała się.

Potem zaimprowizowałem opaskę z pasa taktycznego i patyka jako windlass. Owinąłem wokół pachwiny, maksymalnie wysoko.

Zacisnąłem jak tylko mogłem.

Krzyknął – dobrze.

Próbowałem dodatkowo zatamować ranę koszulką nasączoną wódką z apteczki. Krzyczał mniej.

Minęły cztery minuty.

Tętno szybkie, słabe – tachykardia wstrząsu klasa II, przesuwającego się w III. Oddychał. Oczy szeroko otwarte, czoło mokre od potu.
„Jestem tu. Jeszcze chwilę," powiedziałem, ściskając kamień w kieszeni, żeby opanować własny strach.
Podałem ketaminę, 100 mg domięśniowo, zapisując „Ketamina 100 mg IM, 14:07" na taśmie przyklejonej do jego czoła.
Owinąłem go folią NRC, srebrną/błyszczącą stroną do ciała, zgarnąłem liście z błotnistego okopu jako izolację. Pozycja płaska, plecak pod tyłek jako izolacja od podłoża.
Siedem minut.
Oddech spłycony. Próbowałem wkłucia IO do piszczeli – igła nie weszła w przemarzniętą kość. Ręce mi się trzęsły, huk artylerii zagłuszał myśli.
Zmieniłem miejsce, próbowałem raz jeszcze. W końcu weszło.
Podałem 100 ml soli fizjologicznej – tylko tyle miałem, reszta została w spalonym punkcie medycznym. Zapis: „NaCl 100 ml IO, 14:14" Dziesięć minut.
Patrzył na mnie, ale nie mówił. Wstrząs klasa III – tachykardia 130/min, ciśnienie około 70 mmHg, świadomość zamglona.
„Jeszcze trochę, bracie," kłamałem, wspominając jego dziewczynę, dom, powrót. Kłamałem jak pies, żeby nie widział mojej paniki.
Wiedziałem, że potrzebuje krwi, dużo krwi, a ja miałem tylko swoje ręce i pusty magazyn.
Piętnaście minut.
Nie odpowiadał. Źrenice reagowały powoli.
Tętno tylko na szyi, jak duch – klasa IV, preagonalny.
Zacząłem uciskać klatkę, dłoń na mostku, rytmicznie, choć wiedziałem, że bez operacji naczyniowej to walka z wiatrakami.

Nie było tchu. Tylko błoto, łzy i cisza.

Siedemnasta minuta.

Źrenice sztywne. Palce zimne. Serce nie wróciło. Asystolia na dobre.

Siedziałem w błocie, z jego krwią na rękach, czując, jak nadzieja umiera razem z nim.

Wypisałem kartkę: „Rana krocza z krwotokiem wewnętrznym, improwizowana opaska junctional z pasa 14:07, ketamina 100 mg IM 14:07, NaCl 100 ml IO 14:14, wstrząs krwotoczny klasa IV, zgon 14:24."

Przywiązałem ją do zamka jego kurtki.

Ktoś krzyknął: „Śmigło w drodze!"

Odwróciłem się. I nie powiedziałem nic.

Znałem go. To był mój przyjaciel z wojska. Znałem jego rodzinę.

Analiza medyczna

Rana junctional to najtrudniejsza lokalizacja. Brak sprzętu specjalistycznego – gazy hemostatycznej, SAM JT. Progresja wstrząsu z klasy II do IV w 15 minut. Ograniczone możliwości resuscytacji – tylko 100 ml płynów. IO w przemarzniętą kość stanowiło dodatkowe wyzwanie.

Innowacje desperacji: ucisk palcem bezpośrednio w tętnicę, improwizowana opaska z pasa taktycznego, koszulka nasączona alkoholem jako dodatkowa kompresja, liście i błoto jako izolacja termiczna, IO w alternatywne miejsce po niepowodzeniu.

Wnioski

Rany junctional bez właściwego sprzętu to wyrok. SEAL Spray w nowym IPMED mógłby dać szansę. Czasem najważniejsze co możemy zrobić, to być z kimś do końca. To też jest medycyna.

5.2. „Złota godzina nie istnieje" – Bachmut, luty 2024

Relacja ratownika medycznego „Kruka"

Wybuch miny przeciwpiechotnej rozerwał mu obie nogi poniżej kolan. Klasyka – MON-50, zadziałała, gdy wracał po wodę dla drużyny.

Według podręczników miałem złotą godzinę. W Bachmucie mieliśmy złote 10 minut.

Natychmiastowa reakcja

Dwie opaski CAT w 20 sekund – trening zadziałał automatycznie. Krew przestała tryskać, ale wiedziałem, że to dopiero początek. Morfina? Nie. Ketamina 100 mg – zachowa oddech, da mi współpracującego pacjenta. Zapisałem czas na czole: „CAT x2 14:23"

Problem: ewakuacja niemożliwa

Drony termowizyjne krążyły jak sępy, artyleria cięła drogę odwrotu. Zostaliśmy w piwnicy z dwoma amputacjami urazowymi i torbą medyczną.

Godzina pierwsza

Walking Blood Bank. Trzech chłopaków z jego drużyny – wszyscy grupa A+. Strzykawkami po 50 ml, z żyły do żyły. Prymitywne? Tak. Skuteczne? 600 ml świeżej krwi utrzymało go przy życiu.

Godzina trzecia

Hipotermia. Temperatura w piwnicy -5°C. Chemiczne ogrzewacze się skończyły. Rozwiązanie: czterech żołnierzy na zmianę ogrzewało go własnym ciałem. „Przytulanka życia" – żartowali, żeby nie zwariować.

Godzina szósta

Próba ewakuacji. Mgła przykryła termowizję.

Czterech niosło nosze, dwóch osłaniało. 800 metrów zajęło nam godzinę. Co 50 metrów stop, nasłuch, modlitwa.

Finał

Dotarliśmy do punktu zbiórki o 20:47. Siedem godzin od wybuchu.

Według podręczników powinien być martwy.

Przeżył. Stracił nogi, ale przeżył.

Analiza medyczna

Natychmiastowa kontrola krwotoku dwoma CAT. Ketamina zamiast morfiny – zachowany oddech. Improwizowana transfuzja polowa 600 ml. Agresywna prewencja hipotermii.

Permisywna hipotensja przez 7 godzin.

Wnioski

Złota godzina to luksus. W realnej wojnie liczy się złota minuta na opaskę, potem godziny determinacji. Walking Blood Bank uratował więcej żołnierzy niż helikoptery MEDEVAC.

5.3. „Triage w piekle" – Awdijiwka, październik 2023

Relacja felczera „Doc"

Grad uderzył w punkt medyczny. Jednocześnie trafiło 11 rannych – moja grupa plus cywile, którzy szukali schronienia.

Miałem jednego sanitariusza, dwie torby medyczne i 11 par oczu patrzących z nadzieją.

Triage w 90 sekund

Nie według podręcznika – według instynktu i doświadczenia.

Czerwoni, natychmiast: żołnierz z masywnym krwotokiem udowym, opaska już założona przez kolegę; cywilka z raną ssącą klatki, różowa piana na ustach; dziecko z amputacją urazową przedramienia.

Żółci, mogą poczekać: trzech żołnierzy ze złamaniami, przytomni, stabilni; starszy mężczyzna z oparzeniami II stopnia 20% ciała.

Zieloni, sami się opatrzą: rany powierzchowne, mogą chodzić.

Czarni, umierający: żołnierz z masywnym urazem głowy, mózg widoczny; babcia z brzuchem rozerwartym, jelita na zewnątrz.

Najtrudniejsza decyzja

Zostawić umierających. Sanitariusz został przy nich.

Morfina, trzymanie za rękę, kłamstwa, że będzie dobrze.

To też jest medycyna.

45 minut chaosu

Rotacja między czerwonymi: opaska, chest seal, opaska.

Dziecko dostało całą moją ketaminę – nie mogłem patrzeć, jak cierpi. Cywilka – drenaż klatki długopisem i rurką od kroplówki.

Żołnierz – druga opaska, przeżył dzięki koledze, który działał szybko.

Ewakuacja po godzinie

Wywieźliśmy 9 z 11. Dwoje czarnych zmarło trzymając się za ręce, sanitariusz klęczał między nimi do końca.

Decyzje etyczne

Priorytet: ci których można uratować. Morfina dla umierających versus ketamina dla dziecka. Wykorzystanie cywilów do pomocy.

Godna śmierć też jest celem.

Lekcja

Triage to nie sortowanie. To wyrokowanie kto żyje, kto umiera.

Najtrudniejsza umiejętność medyka to wiedzieć, kogo zostawić. I żyć z tą decyzją.

5.4. „82 dni bez niczego" – Mariupol, marzec-maj 2022

Relacja medyka Azovu „Walhalla"

Azovstal. 82 dni oblężenia. Zaczęliśmy z pełnym szpitalem polowym. Skończyliśmy operując przy świeczkach, szyjąc włosami, dezynfekując wódką.

Dzień 15: Skończyły się opaski CAT

Nauczyliśmy żołnierzy robić je z pasów i śrubokrętów. Skuteczność? 70% standardowych. Lepsze niż śmierć.

Dzień 30: Ostatnia gaza hemostatyczna

Odkryliśmy, że mąka zmieszana z solą 3:1 tworzy prymitywny środek hemostatyczny. Piekło przy aplikacji, ale zatrzymywało krwotok.

Dzień 45: Brak krwi do transfuzji

System buddy-donor: każdy ranny otrzymywał krew od swojej drużyny. Bez testów, bez zabezpieczeń. 50 ml strzykawkami, z ręki do ręki. Przeżywalność? 60%. Bez tego? 0%.

Dzień 60: Morfina dawno się skończyła

Alkohol 96% rozcieńczony do 40% jako jedyny środek przeciwbólowy. Blokady nerwowe igłami do szycia.
Krzyk rannych odbijał się echem po tunelach.

Dzień 75: Gangrena

Bez antybiotyków, w wilgoci tuneli, każda rana gniła. Amputacje piłą do metalu, hemostaza rozgrzanym żelazem.
Średniowiecze w XXI wieku.

Dzień 82: Kapitulacja

Wywieźli nas do niewoli. Ze 100 rannych których leczyłem, 47 dożyło końca. W normalnych warunkach przeżyłoby 90.
Ale to nie były normalne warunki.

Innowacje desperacji: opaski z pasów (70% skuteczności), mąka z solą jako hemostatyk, system transfuzji 50 ml strzykawkami, kauteryzacja zamiast hemostatów, włosy jako szwy chirurgiczne.

Podsumowanie

Azovstal nauczył nas, że można praktykować medycynę bez medycyny. Że determinacja zastąpi sprzęt. Że czasem przeżycie 47% to zwycięstwo.

5.5. „Wózek z Auchan ratuje życie" – Kupiańsk, sierpień 2023

Relacja medyka „Mechanika"

Ostrzał trafił w targ o 14:23. Grad BM-21 – 40 pocisków na miasto w ciągu 90 sekund. Masa cywilów, krzyki, krew wszędzie.

Nasz ambulans – spalony tydzień wcześniej w ataku dronów FPV.

Nosze? W gruzach punktu medycznego od trzech dni.

Stałem pośród chaosu z torbą medyczną i czułem się bezradny.

Dziesięć osób rannych, może więcej pod gruzami.

A ja miałem tylko swoje nogi i pusty żołądek od strachu.

Wtedy zobaczyłem go

Wózek sklepowy. Zwykły, metalowy, z Auchan.

Koła popękane, rama pogięta, ale jeździł.

Nie myślałem – działałem.

„TY! PRZYTRZYMAJ WÓZEK!" – wrzasnąłem na pierwszego cywila, który się nie chował.

Pierwsza ewakuacja – 14:26

Kobieta około 40 lat, rozdarte udo, tętnica powierzchowna.

Krwotok klasa II, ale szybko się pogarszający.

Założyłem stazę CAT wysoko na udo, wepchałem ją do wózka jak worek ziemniaków. Nogi zwisały przez boki, ale jechało.

Kolega „Kosa" zakładał kolejną stazę w biegu, ja pchałem, ile sił. 400 metrów do piwnicy-szpitala. Koła skrzypiały przeraźliwie, podskakiwały na gruzach, ale jechaliśmy.

Druga ewakuacja – 14:32

Dzieciak, może 8 lat, odłamek w brzuchu. Jelita niewidoczne, ale brzuch napięty jak deska. Krwawienie wewnętrzne prawdopodobne. Matka biegła obok, trzymała jego rękę, płakała bezgłośnie.

Wózek zachybotał na wielkiej dziurze po pocisku, prawie się wywrócił. Dzieciak krzyknął.

„KURWA TRZYMAJ MOCNIEJ!" – wrzasnąłem na pomocnika.

Nie przepraszam za słownictwo. Nie miałem czasu na uprzejmości.

Trzecia ewakuacja – 14:38

Starszy mężczyzna, fragment metalu w szyi. Trafiony w tętnicę szyjną, ale małą – krew sączyła się, nie tryskała.

Trzymałem ucisk palcem całą drogę.

Wózek skakał, ja przeklinałem, on modlił się półgłosem.

Czwarta-siódma ewakuacja – 14:44-15:15

Kolejne kursy. Każdy w biegu, każdy w panice, każdy z modlitwą, żeby dojechać. Oparzenia, złamania, rany postrzałowe.

Wózek trzymał, koła trzymały, ja trzymałem.

Ósma ewakuacja – 15:18

Nie zdążyłem.

Młody chłopak, może 16 lat, rana udowa.

Leżał tam, gdzie go zostawiłem, czekając na swój kurs wózkiem.

Gdy wróciłem po siódmym rannym, był już zimny. Wykrwawił się czekając na mój wózek.

Analiza medyczna

7 uratowanych z 8 – skuteczność 87,5%. Średni czas ewakuacji: 6 minut na rannego. Innowacja transportowa: wózek versus nosze to 3x szybciej. Błąd krytyczny: brak triażu – najcięższy powinien być pierwszy.

Trauma psychiczna

Tej nocy nie spałem. Widziałem tamtego chłopaka. 16 lat. Mógł być moim bratem. Umarł, bo nie miałem drugiego wózka. Albo bo źle ustaliłem priorytet.

Następnego dnia pojechałem do każdego sklepu w mieście i zabrałem wszystkie wózki. 12 sztuk. Koledzy się śmiali. „Mechanik i jego wózki." Ale gdy następny ostrzał przyszedł, nikt się już nie śmiał.

Wnioski operacyjne

Każdy środek transportu z kołami to potencjalny ambulans. Priorytet ewakuacji: krwotok masywny, potem wewnętrzny, potem reszta. Modyfikacja sprzętu: w terenie wszystko można ulepszyć. Backup: jeden wózek to za mało, zawsze myśl o drugim rannym.

Psychologia: krzyk mobilizuje cywilów do pomocy.

Najtrudniejsza lekcja

Zawsze jest ten jeden, którego nie zdążysz. Ale to nie znaczy, że nie próbujesz. Przez tamten wózek z Auchan uratowałem 47 osób w ciągu 3 miesięcy. Ale tego pierwszego chłopaka wciąż widzę każdej nocy.

5.6. „Kanałami do życia" – Siewierodonieck, maj 2022

Relacja sanitariusza „Szczura"

Miasto oblężone. Mosty zniszczone. Jedyna droga ewakuacji – kanały ściekowe.

Sytuacja

Mieliśmy trzech ciężko rannych: jeden po amputacji nogi, dwóch z ranami postrzałowymi brzucha.

Czekanie równało się śmierci. Decyzja: idziemy pod ziemią.

Nosze? Za duże do kanałów. Rozwiązanie: plandeki, każdy ranny w „kokon", ciągniemy po gównie.

Pamiętam ten smród. Nie da się go zapomnieć.

Pierwszy odcinek – 50 metrów, woda po kolana

Gówno, szczury, ciemność. Latarka w zębach, ręce do ciągnięcia.

Co 10 metrów stop – sprawdzam, czy żyją.

„Oddychaj bracie, już niedaleko" – kłamałem. Zostało 2 kilometry.

Godzina w kanałach

Woda podniosła się – po pas. Ranni częściowo zanurzeni.

Amputacja zaczęła krwawić – woda zmyła improwizowany opatrunek.

Zatrzymaliśmy się. W tym smrodzie, w ciemności, zakładałem nową stazę stojąc po jaja w gównie.

Finał

Dwóch przeżyło. Trzeci – ten z amputacją – umarł 100 metrów od wyjścia. Sepsa plus hipotermia.

Ciągnęliśmy martwego ostatni odcinek.

Nie mogłem go tam zostawić.

Brutalne realia

Kanały to jedyna droga, gdy mosty zniszczone.

Ryzyko infekcji versus pewna śmierć. Improwizowane „kokony" zamiast noszy. Praca w kompletnej ciemności i smrodzie.

Lekcja

Czasem musisz wybrać między gównem dosłownym a śmiercią.

I modlić się, że sepsa przyjdzie później niż ewakuacja. Dwóch z trzech to sukces.

Ale tego trzeciego widzę każdej nocy.

5.7. „Za późno" – Wuhłedar, styczeń 2024

Relacja ratownika medycznego „Chimika"

Siedziałem w TZMD – naszej medycznej ziemiance.

Stabilny dzień, opatrywałem pocięte dłonie szeregowego.

Nagle – szarpnięcie za ramię. „CHODŹ! SZYBKO!"

Młody żołnierz, cały we krwi. Ale nie swojej.

Ciągnął nosze z dwóch kurtek polowych i kijów.

Na noszach – jego dowódca.

Jedno spojrzenie

Sine usta. Brak oddechu. Dotknąłem szyi – zimna.

Źrenice sztywne, rozszerzone. Plama oporowa na plecach.

„Ratuj go!" – krzyczał chłopak. „Szedł jeszcze 10 minut temu! Gadał ze mną!"

Wiedziałem

On też pewnie wiedział.

Ale zacząłem RKO.

Bo co miałem powiedzieć? Że jego dowódca umarł, gdy go ciągnął?

Że ostatnie 20 minut wlókł trupa?

30 uciśnięć, 2 oddechy. Nic. Kolejne 30, kolejne 2. Nic.

„Dalej! Czemu przestałeś?!" – płakał teraz.

Robiłem RKO 15 minut. Przy martwym. Bo ten chłopak musiał zobaczyć, że próbowałem. Że zrobiłem wszystko. Że nie odpuściłem jego dowódcy.

Kiedy wreszcie przestałem

Usiadł obok zwłok. Nie płakał już. Patrzył w przestrzeń.

„Obiecałem jego żonie, że go przyprowadzę..."

Tej nocy

Pierwszy raz od miesięcy płakałem. Nie nad zmarłym. Nad żywym, który będzie musiał z tym żyć.

Analiza

Śmierć podczas transportu – częste zjawisko. Improwizowane nosze z kurtek. RKO dla żywego, nie martwego. Trauma świadka często gorsza niż śmierć.

Najtrudniejsza lekcja

Czasem ratujesz żywego udając, że ratujesz martwego.

Bo nadzieja umiera ostatnia. A gdy umrze – zabiera ze sobą kawałek duszy tego, kto przeżył.

5.8. „Dzieci Mariupola" – pediatria w oblężeniu

Relacja medyka „Anioła Stróża"

Mariupol, kwiecień 2022. Dzień 52 oblężenia.

W szpitalu dziecięcym zostało nas trzech: ja, pielęgniarka Ola i ordynator-pediatra Tomek. 47 dzieci od noworodka do 15 lat. Bez prądu, bez wody, bez nadziei na ewakuację.

Problem

Dzieci to nie mali dorośli. Wszystkie procedury TCCC są dla dorosłych. Dawki leków, rozmiary sprzętu, fizjologia – wszystko inne.

Krytyczny moment – 11:23

Ostrzał trafił w piwnicę obok. Trzęsienie ziemi. Płacz 47 dzieci jednocześnie.

Potem krzyk Oli: „MAMY TRZECH CIĘŻKICH!"

Ranni: Kasia, 4 lata, odłamek w udzie, krwotok. Michał, 12 lat, rana ssąca klatki. Niemowlak, 6 miesięcy, uraz głowy, płacz przeszedł w ciszę.

Problem pierwszy: Staza na dziecko

Kasia krwawiła z uda. CAT dla dorosłych na 4-latkę to jak opaska na słonia. Za duża, nie uciska, bezużyteczna.

Rozwiązanie desperacji: pasek od plecaka. Szerokość idealna, mocny. Zaciągnąłem ręcznie, jak w średniowieczu.

Kontrola pulsu na stopie – jest. Krwotok zatrzymany.

Problem drugi: Chest seal na dziecko

Michał, 12 lat, rana ssąca 3 cm w klatce piersiowej.

Standardowy chest seal to 15x20 cm. Na szczupłe dziecko to połowa klatki.

Rozwiązanie: plaster zwykły z apteczki plus kawałek folii śniadaniowej. Uszczelnił idealnie.

Oddech się poprawił.

Problem trzeci: Uraz głowy u niemowlaka

6-miesięczne dziecko. Fontanelle wypukła, źrenice różnej wielkości. Ciśnienie śródczaszkowe rośnie.

U dorosłego robiłbym dekompresję. U niemowlaka?

Nie wiedziałem co robić.

W podręcznikach nie było rozdziału „jak ratować niemowlaki pod ostrzałem".

Improwizacja: pozycja półsiedząca, głowa wyżej.

Mannitol IV – ale w jakiej dawce? Liczyłem na wagę: 20% dawki dorosłego. Modlitwa, żeby nie przedawkować.

Problem czwarty: Dawkowanie leków

Tramadol, ketamina, atropina – wszystko dla dorosłych.

Dzieci nie są małymi dorosłymi – mają inny metabolizm, inne dawki. System desperacji: do 10 kg – 1/10 dawki dorosłego; 10-20 kg – 1/5 dawki; 20-40 kg – 1/3 dawki; powyżej 40 kg – 1/2 dawki. Matematyka życia na palniku od strachu.

Po godzinie

Kasia: stabilna, noga uratowana. Pasek od plecaka działał jak CAT za 200 dolarów.

Michał: oddycha normalnie, rana uszczelniona.

Plaster za 2 złote zastąpił chest seal za 50 dolarów.

Niemowlak: źrenice wyrównane, fontanelle spłaszczona.

Przeżyło. Nie wiem jak, ale przeżyło.

Statystyki oblężenia – 82 dni

Z 47 dzieci: 39 przeżyło – ewakuowane po kapitulacji; 8 zmarło – głównie z głodu i chorób, nie ran.

Przyczyny zgonów dziecięcych: 3 – odwodnienie (brak czystej wody); 2 – zakażenia (brak antybiotyków); 2 – choroby przewlekłe (brak leków); 1 – hipotermia (brak ogrzewania).

Żadne nie zmarło z powodu ran wojennych.

Wszystkie rany umieliśmy zaopatrzyć improwizacją.

Najtrudniejsza decyzja

Dzień 67. Zostały 2 dawki antybiotyku.

Troje dzieci z sepsą. Musiałem wybrać.

Wybrałem 4-latkę i 8-latka. Niemowlak miał najmniej szans.

Umarło tej nocy.

Matka niemowlaka patrzyła na mnie przez 15 dni.

Nie mówiła nic. Ale jej oczy mówiły wszystko.

Słowa na koniec

Po 82 dniach ewakuowano nas do niewoli.

Dzieci płakały się rozstając.

Kasia – ta z paskiem zamiast CAT – przytulała się do mojej nogi.

„Wujku doktor, czy już nie będzie bum-bum?"

Skłamałem. Powiedziałem, że nie będzie.

Miesiąc później miasto odbiły siły ukraińskie.

Wszystkich nas wymieniono. Dzieci wróciły do rodzin.

Ale ja wiem, że nigdy już nie będą takie same.

Że wojna zostawiła w nich blizny głębsze niż rany od odłamków.

I że czasem plaster za 2 złote ratuje życie lepiej niż sprzęt za 200 dolarów. Ale najważniejsze to nigdy nie przestawać próbować.

Zwłaszcza gdy pacjent ma 4 lata.

5.9. „Ostatnia krew" – gdy musisz wybrać komu dać transfuzję

Relacja medyka „Bankiera"

Awdijiwka, grudzień 2023. Temperatura -15°C. 23:47.

Ostrzał moździerzowy trafił w nasz punkt obserwacyjny.

Dwóch ciężko rannych jednocześnie.

Obaj wykrwawiają się.

Mam jedną dawkę krwi.

Muszę wybrać kto żyje. Kto umiera.

Pacjenci

„Młody" – szeregowy, 19 lat. Rana postrzałowa brzucha, jelita widoczne. Wstrząs klasa III, tętno 140, ciśnienie 80/50.

Świadomy, błaga: „Kurwa, nie chcę umrzeć! Mam dziewczynę!" Grupa krwi A+.

„Stary" – sierżant, 44 lata, ojciec trojki dzieci. Amputacja urazowa lewego uda, kikut krwawi mimo stazy.

Wstrząs klasa IV, tętno 160, ciśnienie 60/30. Przytomny, ale słaby: „Daj młodemu. Ja już swoje przeżyłem." Grupa krwi A+.

Moja krew: Grupa A+, 0,5 litra. Ostatnia w tym rejonie na 50 km.

Dylemat medyczny

Triage zimna krew: Młody ma 30% szans przeżycia z transfuzją, 5% bez. Stary ma 15% szans z transfuzją, 2% bez.

Obaj bez transfuzji: 95% śmierci w ciągu godziny.

Triage serca: Młody ma całe życie przed sobą, rodzice czekają.

Stary ma trojkę dzieci, żona w ciąży z czwartym.

Według procedur TCCC: daję temu z większymi szansami – Młodemu.

Według człowieczeństwa: Stary ma rodzinę na utrzymaniu.

Decyzja w 30 sekund

Patrzę na ich twarze. Młody płacze. Stary zamyka oczy, czeka na wyrok.

Podejmuję decyzję najbardziej egoistyczną w swoim życiu.

Dzielę krew na pół. Po 250 ml każdemu.

Nie wystarczy żadnemu do pełnej resuscytacji. Ale może da im szansę dożyć ewakuacji.

Transfuzja polowa

23:52 – Młody. Wkłucie do żyły łokciowej. Strzykawką 50 ml. Wolno, żeby nie sparaliżować serca zimną krwią. „Lepiej ci?" – pytam po pierwszej strzykawce. „Tak... Dzięki bracie..." 250 ml w 15 minut. Ciśnienie wzrosło do 90/60. Lepiej, ale wciąż słabo.

00:07 – Stary. Żyły spłaszczone, trudne wkłucie. W końcu udaje się w żyłę grzbietową dłoni. „Nie musisz..." – szepcze.

„Zamknij się i żyj" – odpowiadam. 250 ml w 20 minut. Ciśnienie ledwo mierzalne, ale tętno się uspokaja.

Godzina 01:30 – Ewakuacja

Śmigłowiec ląduje 100 m od nas. Pilot krzyczy przez hałas wirnika:

„MAMY MIEJSCE DLA JEDNEGO! KTO PIERWSZY?"

Patrzę na moich pacjentów. Obaj żyją. Obaj ledwo, ale żyją.

Kolejna decyzja życia i śmierci.

Młody ma lepsze parametry. Ale Stary ma trójkę dzieci...

„MŁODY PIERWSZY!" – krzyczę. Nie z powodu wieku.

Z powodu większych szans na przetrwanie lotu.

Godzina 02:15

Śmigłowiec wraca po drugiego. Stary leży bez ruchu.

Sprawdzam puls. Słaby, ale jest.

„Trzymaj się, stary. Jeszcze chwilę."

Epilog

Młody przeżył. Operacja, 3 miesiące w szpitalu, powrót do domu.

Ożenił się z tą dziewczyną.

Stary umarł w helikopterze. Serce nie wytrzymało drugiego lotu.

Rodzina Starego otrzymała medal pośmiertny i rentę.

Trojka osieroconych dzieci.

Ja nie śpię od tego dnia spokojnie.

Analiza etyczna

Co poszło dobrze: próba ratowania obydwu zamiast wyboru; decyzja ewakuacyjna oparta na szansach medycznych; dokumentacja i przekazanie informacji.

Co poszło źle: podział krwi zmniejszył szanse obydwu; może pełna dawka dla jednego równa się jeden uratowany zamiast zero; czy wybrałem właściwie kogo ewakuować pierwszy?

Rozmowa z kapelanem

Tydzień później rozmawiałem z kapelanem wojskowym:

„Zrobiłeś co mógłeś. Nikt nie ma prawa od ciebie wymagać więcej."

„Ale Stary miał dzieci..."

„A Młody miał całe życie. Nie ma dobrych decyzji w takiej sytuacji. Są tylko ludzkie."

Cena decyzji

List od żony Starego, 3 miesiące później:

„Dziękuję, że próbował Pan ratować mojego męża.

Wiem, że zrobił Pan co mógł. Dzieci pytają, dlaczego tata nie wrócił. Nie wiem co im odpowiadać. Ale wiem, że tamta noc była najgorsza w Pana życiu. Niech Pan o tym nie zapomina. Ale niech Pan sobie nie wyrzuca. On by zrozumiał."

Odpowiedziałem jej:

„Przepraszam, że go nie uratowałem. Przepraszam, że wybrałem Młodego. Nie wiem, czy to była dobra decyzja.

Ale wiem, że Pani mąż prosił, żebym dał młodemu.

Może dlatego tak zdecydowałem. Może nie. Nie wiem już nic."

Dla przyszłych medyków

Czasem będziesz musiał wybrać. Nie ma dobrej decyzji, gdy masz jedną dawkę krwi dla dwóch umierających.

Ale zawsze próbuj. Nawet jeśli szanse są małe.

Bo czasem 250 ml wystarczy do ewakuacji.

I pamiętaj: nosisz te decyzje do końca życia.

To część ceny bycia medykiem wojennym.

Młody przysyła mi co roku kartkę na święta.

Dziękuje, że go uratowałem.

Rodzina Starego też przysyła.

Dziękuje, że próbowałem.

Ja wciąż nie wiem, czy podział krwi to była dobra decyzja.

Ale była jedyną, z którą mogę żyć.

PODSUMOWANIE CZĘŚCI IV: HISTORIE, KTÓRE UCZĄ

9 lekcji wypisanych krwią:

1. „Nie wrócił" – Rany junctional bez sprzętu to wyrok.
2. „Złota godzina nie istnieje" – Walking Blood Bank jest ważniejszy niż helikopter.
3. „Triage w piekle" – Segregacja ratuje liczby, zabija sumienie.
4. „82 dni bez niczego" – Determinacja jest ważniejsza niż sprzęt.
5. „Wózek z Auchan" – Kreatywność ratuje, ale ma cenę.
6. „Kanałami do życia" – Czasem droga prowadzi przez piekło.
7. „Za późno" – Czasem ratujesz żywego udając, że ratujesz martwego.
8. „Dzieci Mariupola" – Plaster za 2 złote jest lepszy niż chest seal za 50 dolarów.
9. „Ostatnia krew" – Jedna decyzja równa się jedno życie.

Wspólne wnioski: Improwizacja jest konieczna. Determinacja jest ważniejsza niż ekwipunek. Walking Blood Bank ratuje życie. Psychologia jest kluczowa. Każda decyzja zostawia blizny.

Czas nie zawsze jest najważniejszy. Wszystko może być sprzętem medycznym. Dzieci wymagają innych procedur. Nie ma dobrych wyborów, są tylko konieczne.

Finalne przesłanie

Te historie to nie heroizm. To desperacja ubrana w procedury. Każda kosztowała kogoś życie, zdrowie psychiczne, kawałek duszy. Uczcie się z nich, ale módlcie się, żebyście nigdy nie musieli ich powtórzyć.

CZĘŚĆ V: RANY, KTÓRE NIE KRZYCZĄ

Rozdział 6: Dziesięć ostrzeżeń

„Najcichsi ranni są najbliżej śmierci.

Kto krzyczy, ma siłę krzyczeć. Kto milczy, może umierać."

Te krótkie historie to błyski świadomości. Sekundy, w których medyk zrozumiał, że pozory mylą, że cisza kłamie, że śmierć często przychodzi po cichu. Każda z tych „miniatur" kosztowała kogoś życie. Lub była o włos od tego. Naucz się rozpoznawać te sygnały. Zanim będzie za późno.

6.1. Cichy zabójca

Awdijiwka, wrzesień 2023

Sanitariusz „Orzeł" sprawdzał rannych po ostrzale moździerzowym.

Żołnierz siedział oparty o ścianę, uśmiechał się słabo.

„Tylko draśnięcie" – pokazał małą dziurkę w kurtce na piersi, wielkości paznokcia.

Błąd: Orzeł mu uwierzył. Przeszedł do następnego.

15 minut później żołnierz przestał odpowiadać.

Przy rozbieraniu: wlot 5 mm z przodu, wylot z tyłu – 15 cm wyrwa.

Odłamek przeszył płuco, serce, wyszedł przez plecy.

Wstrząs klasa III, hemotoraks masywny.

Ledwo zdążyli z opaską i drenażem.

Lekcja: Małe dziury mogą ukrywać duże problemy.

Każda rana klatki wymaga pełnego badania. Zawsze. Sprawdzaj zawsze plecy.

6.2. Różowy śnieg

Sołedar, styczeń 2024

Minus 20°C. Ranny żołnierz „Góral" leżał w śniegu po eksplozji miny. Mówił, że jest mu ciepło, chce spać.

Typowa hipotermia – myślał sanitariusz „Polarny".

Ale coś było nie tak. Śnieg dookoła Górala był różowy.

Odkrycie: Krew sączyła się przez spodnie z rany pachwinowej, zamarzała natychmiast. Hipotermia plus krwotok wewnętrzny to cisza śmierci.

Staza na pachwinę, folia NRC, ewakuacja natychmiastowa.

Przeżył dzięki różowemu śniegowi.

Lekcja: Różowy śnieg to zawsze krew. Hipotermia maskuje objawy wstrząsu – nie ma tachykardii, krzyczący ranny staje się senny.

6.3. Tylko zmęczony

Bachmut, marzec 2024

Po eksplozji IED kierowca „Szofer" mówił że „tylko zmęczony". Blady, ale sprawny. Pomagał ewakuować innych rannych.

45 minut później zemdlał podczas przenoszenia noszy.

Odkrycie: 3 cm kawałek metalu w pachwinie, praktycznie niewidoczny. Tętnica udowa naderwana, krew sączyła się do tkanek. Hematom retroperitonealny. Przeżył dzięki natychmiastowej operacji polowej i transfuzji.

Lekcja: „Zmęczenie" po wybuchu wymaga pełnego badania. Zawsze. Adrenalina może maskować objawy przez godzinę.

6.4. Brzuch twardziela

Wuhłedar, październik 2023

Starszy żołnierz „Twardziel" dostał odłamkiem w brzuch.

„Nic mi nie jest, miałem gorsze" – mówił do medyka „Doktora".

Chodził, żartował, pomagał innym rannym.

Typowy twardziel – pomyślał Doktor.

Po godzinie: wymioty krwią, brzuch twardy jak deska. Krwawienie wewnętrzne, śledziona rozerwana. Zmarł w helikopterze mimo transfuzji i resuscytacji.

Lekcja: Nigdy nie bagatelizuj rany brzucha.

Nawet jeśli ranny żartuje. Doświadczeni żołnierze potrafią ukrywać ból do granic możliwości.

6.5. Niewidoczny wróg

Awdijiwka, listopad 2023

Podmuch IED. Żołnierz „Lucky" wstał, otrzepał się, poszedł dalej.

„Szczęściarz, nic mu się nie stało" – mówili koledzy.

Wieczorem: ból głowy, wymioty. „Pewnie stres" – bagatelizował medyk.

Rano: śpiączka. Krwiak nadtwardówkowy, ciśnienie śródczaszkowe. Ewakuowany za późno. Uszkodzenia mózgu, inwalida.

Lekcja: Każdy uraz głowy wymaga obserwacji przez 24 godziny.

Bez wyjątków. Podmuch IED to zawsze potencjalny TBI.

6.6. Uśmiech śmierci

Robotyne, grudzień 2023

Podmuch pocisku czołgowego 125 mm. Żołnierz „Joker" się śmiał.

„Nie trafiło! Nie trafiło!" – histeryczny śmiech.

Koledzy też się śmiali. Joker znany z poczucia humoru.

Dopiero gdy upadł, zobaczyli krew z uszu i nosa.

Wstrząs mózgu od fali uderzeniowej. Zmarł śmiejąc się.

Lekcja: Histeryczny śmiech po wybuchu to objaw neurologiczny. Badaj, nie śmiej się razem.

6.7. Zimny jak lód

Krynki, styczeń 2024

„Coś mi zimno" – powiedział „Mroźny" po eksplozji. Cały, bez zewnętrznych ran. Kurtka nienaruszona.

Ale był blady. Bardzo blady.

Przy rozbieraniu: 15 cm szrapnela między żebrami. Wbiło się idealnie, zatamowało własną ranę jak korek.

Każde ruszenie równało się śmierci.

Ewakuacja bez dotykania rany, transport w pozycji siedzącej.

Operacja z fragmentem in situ. Przeżył.

Lekcja: „Zimno" plus bladość to krwotok wewnętrzny do udowodnienia inaczej. Obcych ciał nie usuwać w terenie.

6.8. Ostatni papieros

Czasiw Jar, luty 2024

Snajper trafił „Palacza" w płuco. Ssąca rana klatki.

Medyk „Seal" założył chest seal – działał, oddech się poprawił.

„Daj papierosa" – prosił Palacz. Seal dał. Palacz zaciągnął się, uśmiechnął. I umarł.

Przyczyna: odma wewnętrzna, płuco po drugiej stronie też pękło od ciśnienia. Seal uszczelnił jedną stronę, ciśnienie zabiło drugą.

Lekcja: Jedna rana ssąca może oznaczać dwie odmy.

Zawsze sprawdzaj obie strony klatki piersiowej.

6.9. Dziecko, które nie płacze

Mariupol, kwiecień 2022

Po ostrzale szpitala dziecięcego medyk „Anioł" znalazł 3-letniego chłopczyka. Siedział cicho, nie płakał.

Wszystkie inne dzieci krzyczały.

„Grzeczny maluch" – pomyślał Anioł.

Błąd.

Przy badaniu: odłamek w brzuszku, krwawienie wewnętrzne.

Dziecko było w wstrząsie klasa III – za słabe, żeby płakać.

Operacja w piwnicznym bloku operacyjnym. Jelito uszkodzone, ale przeżył.

Lekcja: Ciche dziecko po traumie to alarm. Zdrowe dzieci krzyczą. Chore milczą.

6.10. „Jestem OK" – ostatnie słowa

Awdijiwka, grudzień 2023

Eksplozja miny przeciwpiechotnej. „Optymista" leżał 5 metrów od krateru. Gdy medyk „Ratownik" do niego podbiegł, Optymista się uśmiechnął:

„Jestem OK! Jestem OK! Nic mi nie jest!"

To były jego ostatnie słowa.

Przy próbie wstawania – masywny krwotok z ran nóg.

Obie tętnice udowe przecięte. Adrenalina maskowała ból, pozycja leżąca zapewniała minimalny przepływ krwi.

Próba ruchu równała się wykrwawieniu w 30 sekund.

Lekcja: „Jestem OK" po eksplozji to często ostatnie słowa.

Nie pozwalaj na samoocenę po traumie. Twoja odpowiedź zawsze: „Leż. Nie ruszaj się. Sprawdzam."

PODSUMOWANIE CZĘŚCI V: RANY, KTÓRE NIE KRZYCZĄ

10 cichych zabójców:

1. Cichy zabójca – Mała dziura równa się wielki problem wewnątrz.
2. Różowy śnieg – Krew zamarza natychmiast, hipotermia maskuje wstrząs.
3. Tylko zmęczony – Adrenalina maskuje krwotok przez godzinę.
4. Brzuch twardziela – Weterani umierają cicho.
5. Niewidoczny wróg – TBI objawia się po 6-48 godzinach.
6. Uśmiech śmierci – Histeryczny śmiech to TBI.
7. Zimny jak lód – Ciało obce tamuje własną ranę.

8. Ostatni papieros – Jedna rana ssąca to dwie odmy.
9. Dziecko, które nie płacze – Ciche dziecko to umierające dziecko.
10. „Jestem OK" – Ostatnie słowa przed wykrwawieniem.

Wspólny mianownik: CISZA = ALARM

Spokojny pacjent to często umierający pacjent.
„Jestem OK" to często ostatnie słowa. Senność po wybuchu to objawy neurologiczne lub krwotoku. Dziwne zachowanie to TBI.
Hipotermia maskuje wszystko.

Zasady wykrywania cichych zabójców:

Nigdy nie wierz w „nic mi nie jest" – sprawdzaj zawsze, dotykaj nie tylko patrz, obracaj pacjenta i sprawdzaj plecy.
Obserwuj zachowanie – histeryczny śmiech to TBI, senność to objawy neurologiczne lub krwotoku, spokój po wybuchu oznacza, że adrenalina maskuje.
Sprawdzaj objawy ukryte – różowy śnieg to krew, „ciepło mi" przy -20°C to hipotermia, pomaga innym oznacza, że maskuje własne rany.
Dzieci wymagają odwrotnej logiki – krzyk to zdrowe dziecko, cisza to dziecko umierające, im cichsze tym pilniejsze.
Nie pozwalaj na ruch bez oceny – „leż, sprawdzam" zawsze, nie wierz w samoocenę, adrenalina kłamie przez godzinę.

Finalne ostrzeżenie

Na wojnie pozory zawsze mylą.
Śmierć przychodzi po cichu częściej niż z hukiem.
Krzyczący ranny to ranny który ma siłę krzyczeć.
Milczący ranny to ranny który umiera.

Twoja intuicja i doświadczenie to jedyna obrona.
Ucz się z tych historii. Żeby następni ranni mieli więcej niż ostatnie „Jestem OK".

PODSUMOWANIE

Ta książka powstała z jednego powodu: żeby następny medyk nie popełnił błędów, które kosztowały życie moich pacjentów.
Przez trzy lata wojny w Ukrainie zebrałem doświadczenie, którego nie da się zdobyć na żadnym kursie. Widziałem, jak umierają ludzie od ran, które można było zaopatrzyć. Widziałem, jak przeżywają ci, którym według podręczników nie dawano szans.
Widziałem granicę między życiem a śmiercią - i wiem, że często przebiega ona przez ręce medyka.

Czego nauczyła nas Ukraina?

Że złota godzina to mit. W realnych warunkach bojowych masz złotą minutę na opaskę, potem godziny determinacji i improwizacji.
Że sprzęt jest ważny, ale determinacja ważniejsza.
W Mariupolu operowaliśmy przy świeczkach, szyjąc włosami, dezynfekując wódką. 47% przeżyło.
Bez determinacji przeżyłoby zero.
Że Walking Blood Bank ratuje więcej żyć niż helikoptery MEDEVAC. Gdy ewakuacja jest niemożliwa, krew od kolegów z drużyny to jedyna szansa.
Że hipotermia zabija szybciej niż krwotok.
Mokry, zmarznięty ranny umiera nawet z najlepszą opaską.
Że cisza jest groźniejsza niż krzyk. Krzyczący ranny ma siłę krzyczeć. Milczący może umierać.

Że dzieci to nie mali dorośli. Wymagają innych dawek, innego sprzętu, innej logiki. Ciche dziecko to dziecko umierające.

Że każda decyzja zostawia blizny.

Triage to nie sortowanie - to wyrokowanie kto żyje, kto umiera. I życie z konsekwencjami.

13 błędów, które zabijają

Opisałem je szczegółowo nie po to, żebyś się bał.

Po to, żebyś ich nie popełnił. Każdy z tych błędów kosztował kogoś życie.

Każdy był do uniknięcia. Każdy wynikał z braku wiedzy, treningu lub doświadczenia.

Teraz masz wiedzę. Trening i doświadczenie musisz zdobyć sam.

9 historii z frontu

To nie są opowieści wojenne.

To przypadki kliniczne w ekstremalnych warunkach.

Każda zawiera konkretne lekcje, które możesz zastosować.

Każda kosztowała kogoś życie, zdrowie lub kawałek duszy.

Uczcie się z nich.

Ale módlcie się, żebyście nigdy nie musieli ich powtórzyć.

10 cichych zabójców

Rany, które nie krzyczą, zabijają częściej niż te widoczne.

Naucz się je rozpoznawać.

Zanim będzie za późno.

ZAKOŃCZENIE

Kończąc tę książkę, chcę powiedzieć jedno: medycyna wojenna nie jest heroizmem. To rzemiosło. Brutalne, wymagające, często niewdzięczne rzemiosło, które wymaga wiedzy, treningu i zimnej krwi.

Nie piszę tego jako bohater. Piszę jako świadek.

Widziałem zbyt wielu umierających od ran, które można było zaopatrzyć.

Widziałem zbyt wielu medyków łamiących się psychicznie po decyzjach triażowych.

Widziałem zbyt wiele rodzin, które nigdy nie doczekały się powrotu.

Ta książka to moja próba zmiany tych statystyk.

Nie zmienię wojny.

Nie zatrzymam pocisków. Nie wskrzeszę poległych.

Ale mogę przekazać wiedzę, która uratuje następnego rannego.

Mogę opisać błędy, które kosztowały życie - żebyś ty ich nie popełnił. Mogę pokazać, że improwizacja jest możliwa, że determinacja zastępuje sprzęt, że wózek z Auchan może być karetką.

Reszta zależy od Ciebie.

EPILOG: LEKCJE PISANE KRWIĄ

Każda lekcja w tej książce została napisana krwią. Dosłownie.

Za każdym protokołem stoi ranny, który przeżył lub nie przeżył.

Za każdym ostrzeżeniem stoi błąd, który kogoś kosztował życie.

Za każdą historią stoi człowiek - z rodziną, marzeniami, całym życiem przed sobą.

Nie piszę tego żebyś się wzruszył.

Piszę żebyś zrozumiał wagę tego, czego się uczysz.

Gdy będziesz stał nad krwawiącym rannym, nie będziesz miał czasu na wzruszenie. Będziesz miał 60 sekund na decyzję i działanie.

W tych 60 sekundach albo zastosujesz to, czego się nauczyłeś, albo twój pacjent umrze.

To jest medycyna wojenna.

Nie ma drugich szans. Nie ma powtórek.

Nie ma "przepraszam, spróbuję jeszcze raz".

Jest tylko ten jeden moment.

I ty.

Dlatego: trenuj. Powtarzaj. Automatyzuj.

Aż twoje ręce będą wiedziały co robić zanim mózg zacznie myśleć.

Bo pod ogniem mózg nie myśli.

Robi to, co wyćwiczył.

OSTATNIE SŁOW

Do Ciebie, który czytasz te słowa:

Przeczytałeś około 200 stron o ratowaniu życia, gdy brakuje wszystkiego. Ale wiedza to dopiero 20% sukcesu.

Pozostałe 80% to trening, odporność psychiczna i doświadczenie.

"Jak się szkolimy, tak walczymy" - to nie jest tylko powiedzenie.

To fundamentalna prawda medycyny bojowej.

Twój mózg pod ekstremalnym stresem nie będzie myślał kreatywnie, nie będzie improwizował, nie wymyśli czegoś nowego.

Zrobi dokładnie to, co wyćwiczył setki razy.

Więc:

Przeczytałeś - świetnie. Teraz trenuj - to kluczowe.

Powtarzaj aż do automatyzmu.

Jeśli szkolisz się na skróty, walczysz na skróty, pacjenci umierają.

Jeśli szkolisz się perfekcyjnie, walczysz perfekcyjnie, pacjenci żyją.

Ta książka dała ci wiedzę. Teraz ty daj jej życie przez trening.

Żołnierz Batyr

Dedykowane wszystkim medykom, którzy zostali przy rannych, gdy inni uciekli.

BIBLIOGRAFIA I ŹRÓDŁA

Wytyczne i protokoły:

- TCCC Guidelines (2023) - Committee on Tactical Combat Casualty Care, US Department of Defense
- TCCC Guidelines Change Summary (2024)
- Joint Trauma System Clinical Practice Guidelines
- Ukrainian Combat Medical Experience 2022-2026 - Ministry of Health Ukraine
- NATO Allied Medical Publication (AMedP) Standards

Podręczniki:

- Tactical Medicine Essentials - NAEMT, 2nd Edition
- Pre-Hospital Trauma Life Support (PHTLS) - NAEMT, 9th Edition
- Tactical Combat Casualty Care Handbook - Center for Army Lessons Learned
- Prolonged Field Care (PFC) Manual - Joint Trauma System
- Emergency War Surgery Manual - Borden Institute

Publikacje naukowe:

- Journal of Special Operations Medicine
- Journal of Trauma and Acute Care Surgery
- Military Medicine Journal
- Prehospital Emergency Care

Doświadczenie polowe:

- Relacje medyków bojowych z konfliktu ukraińskiego 2022-2026
- Raporty po akcji (AAR) z jednostek medycznych
- Dokumentacja przypadków klinicznych z działań bojowych

GRUPA DOCELOWA

Ta książka została napisana dla:

Medyków wojskowych - sanitariuszy, ratowników medycznych, felczerów służących w jednostkach bojowych, którzy potrzebują praktycznej wiedzy wykraczającej poza standardowe szkolenia.

Żołnierzy zawodowych i terytorialsów - każdy żołnierz powinien znać podstawy ratownictwa taktycznego, bo może być pierwszym przy rannym koledze.

Ochotników i wolontariuszy - osób planujących służbę w strefach konfliktu, które potrzebują realnej wiedzy o tym, co ich czeka.

Instruktorów medycyny taktycznej - jako materiał szkoleniowy i zbiór przypadków do analizy.

Ratowników medycznych i paramedyków - pracujących w warunkach zwiększonego ryzyka (GOPR, ratownictwo górnicze, służby specjalne).

Osób przygotowujących się na sytuacje kryzysowe - cywilów, którzy chcą być gotowi na najgorsze scenariusze.

Ta książka nie zastępuje formalnego szkolenia medycznego. Jest uzupełnieniem - zbiorem doświadczeń z frontu, których nie znajdziesz w podręcznikach.

SŁOWNIK TERMINÓW

AAR - After Action Review, raport po akcji

CAT - Combat Application Tourniquet, opaska uciskowa

CUF - Care Under Fire, pomoc pod ogniem

EVAC - Ewakuacja

FPV - First Person View (dron sterowany z widokiem pierwszoosobowym, główne zagrożenie dla medyków na froncie ukraińskim)

IFAK - Individual First Aid Kit, indywidualny pakiet medyczny

IO - Intraosseous, dostęp doszpikowy

IPMED - Indywidualny Pakiet Medyczny

IV - Intravenous, dostęp dożylny

MARCH - Massive bleeding, Airway, Respiration, Circulation, Hypothermia - protokół oceny rannego

MASCAL - Mass Casualty, zdarzenie z wieloma rannymi

MEDEVAC - Medical Evacuation, ewakuacja medyczna

NPA - Nasopharyngeal Airway, rurka nosowo-gardłowa

NRC - folia ratunkowa (NASA Rescue Cover)

PFC - Prolonged Field Care, długotrwała opieka polowa

RKO - Resuscytacja krążeniowo-oddechowa

SAM JT - SAM Junctional Tourniquet, opaska na połączenia

TBI - Traumatic Brain Injury, urazowe uszkodzenie mózgu

TCCC - Tactical Combat Casualty Care, taktyczna opieka nad poszkodowanym w warunkach bojowych

TFC - Tactical Field Care, taktyczna opieka polowa

TQ - Tourniquet, opaska uciskowa

TXA - Kwas traneksamowy

TZMD - Taktyczna Ziemianka Medyczno-Defensywna (polowy punkt stabilizacji)

WBB - Walking Blood Bank, żywy bank krwi

SŁOWNICZEK SKRÓTÓW

AVPU — Alert, Voice, Pain, Unresponsive (skala przytomności)

BP — Blood Pressure (ciśnienie tętnicze)

BVM — Bag-Valve-Mask (worek samorozprężalny z maską)

CASEVAC — Casualty Evacuation (ewakuacja rannych środkami własnymi)

CAT — Combat Application Tourniquet (opaska uciskowa)

CBRN — Chemical, Biological, Radiological, Nuclear

CLS — Combat Lifesaver | CUF — Care Under Fire (pomoc pod ostrzałem)

DCR — Damage Control Resuscitation (resuscytacja ograniczająca uszkodzenia)

DOW — Died of Wounds (zmarł z ran)

FPV — First Person View (dron sterowany z widokiem pierwszoosobowym)

GCS — Glasgow Coma Scale (skala śpiączki Glasgow, 3–15 pkt)

IED — Improvised Explosive Device

IFAK — Individual First Aid Kit

IM — Intramuscular (domięśniowo)

IO — Intraosseous (doszpikowo)

IPMED — Indywidualny Pakiet Medyczny | IV — Intravenous (dożylnie)

KIA — Killed in Action (poległy)

KPP — Kwalifikowana Pierwsza Pomoc

LZ — Landing Zone (lądowisko)

MARCH — Massive bleeding, Airway, Respiration, Circulation, Hypothermia | MARCtH — MARCH + transfuzja polowa

MCI — Mass Casualty Incident (zdarzenie masowe)

MDR — Multi-Drug Resistant (wielolekooporność)

MEDEVAC — Medical Evacuation | MIST — Mechanism, Injuries, Signs, Treatment (raport o rannym) | MRE — Meal Ready to Eat (racja żywnościowa)

NaCl — chlorek sodu (sól fizjologiczna 0,9%)

NATO — North Atlantic Treaty Organization

NPA — Nasopharyngeal Airway (rurka nosowo-gardłowa)

NRC — folia ratunkowa (Mylar)

PFC — Prolonged Field Care (przedłużona opieka polowa)

PTSD — Post-Traumatic Stress Disorder (zespół stresu pourazowego)

RKO — Resuscytacja Krążeniowo-Oddechowa

Role 1/2/3 — poziomy opieki medycznej NATO (1 = punkt polowy, 2 = chirurgia, 3 = szpital)

SAM JT — SAM Junctional Tourniquet (opaska na połączenia)

SBP — Systolic Blood Pressure (ciśnienie skurczowe)

SOF-T — Special Operations Forces Tactical Tourniquet

TBI — Traumatic Brain Injury (urazowe uszkodzenie mózgu)

TCCC — Tactical Combat Casualty Care | TECC — Tactical Emergency Casualty Care (cywilny odpowiednik TCCC)

TFC — Tactical Field Care (opieka polowa)

TXA — Tranexamic Acid / kwas traneksamowy

TZMD — Taktyczna Ziemianka Medyczno-Defensywna (polowy punkt stabilizacji)

WBB — Walking Blood Bank (bank krwi chodzący — transfuzja od dawcy na miejscu)

WIA — Wounded in Action (ranny w akcji)

WOT — Wojska Obrony Terytorialnej | WP — Wojsko Polskie

KONIEC TOMU II

SERIA ZERO SUPPLY

Ratowanie życia gdy brakuje wszystkiego

TOM I: PIERWSI NA RANIE

Fundamenty medycyny bojowej i TCCC

TOM II: HISTORIE Z UKRAINY

Błędy pisane krwią – lekcje z frontu 2022-2026

TOM III: PSYCHOLOGIA FRONTOWA

Umysł pod ogniem – PTSD, moralność, powrót do cywila

TOM IV: FILOZOFIA ZERO SUPPLY

Jak myśleć w kryzysie – medycyna z niczego

TOM V: RACHUNEK MEDYCZNY

Co nas zabija tak naprawdę – statystyki śmierci na froncie

TOM VI: NOWA WOJNA 2026+

Scenariusze z Ukrainy do ćwiczeń i przypadki kliniczne

TOM VII: ROSJA I DZIAŁANIE MEDYKA W NIEWOLI

Jak przetrwać w niewoli – protokoły jenieckie

TOM VIII: JAK WALCZYĆ ŻEBY NIE ZGINĄĆ

Taktyka przetrwania medyka pod ostrzałem

KONTAKT Z AUTOREM

Znalazłeś błąd? Masz pytania?

Chcesz podzielić się doświadczeniem?

zerosupplyx@gmail.com

Każda uwaga pomaga ulepszyć kolejne wydania.

Boże Słowo:

Ta książka powstawała bez wydawnictwa, bez redaktora, bez grantu, bez nikogo kto by powiedział „dobra robota, idź dalej."

Powstawała po dyżurach, w nocy, między jednym wyjazdem a drugim.

Wy byliście tym „idź dalej."

Każda kawa to nie pieniądz — to sygnał, że ktoś uważa, że ta robota ma sens.

Że wiedza, która ratuje życie powinna dotrzeć do jak największej liczby ludzi.

Że medyk wojenny zasługuje na porządny podręcznik, a nie na ksero z lat 90.

ZERO SUPPLY

Jeśli chcesz być częścią tego projektu — QR kod na dole.

Jeśli nie możesz — udostępnij. To też jest wsparcie.

Dziękuję.

Żołnierz Batyr

www.ingramcontent.com/pod-product-compliance
Lightning Source LLC
LaVergne TN
LVHW090323051026
849518LV00005B/1856